骨科疾病诊治与康复训练

朱文龙　主编

中国纺织出版社有限公司

图书在版编目（CIP）数据

骨科疾病诊治与康复训练 / 朱文龙主编. —— 北京：
中国纺织出版社有限公司, 2020.7
ISBN 978-7-5180-7487-7

Ⅰ.①骨… Ⅱ.①朱… Ⅲ.①骨疾病—诊疗②骨疾病
—康复 Ⅳ.①R68

中国版本图书馆CIP数据核字（2020）第094446号

策划编辑：樊雅莉　　　责任校对：寇晨晨　　　责任印制：王艳丽

中国纺织出版社有限公司出版发行

地址：北京市朝阳区百子湾东里A407号楼　邮政编码：100124

销售电话：010—67004422　传真：010—87155801

http://www.c-textilep.com

中国纺织出版社天猫旗舰店

官方微博http://weibo.com/2119887771

三河市宏盛印务有限公司印刷　　　各地新华书店经销

2020年7月第1版第1次印刷

开本：710×1000　1/16　印张：9.75

字数：188千字　定价：68.00元

前　言

近年来,随着交通的快速发展和城市化进程的不断加快,骨科疾病创伤患者的数量在不断增加,创伤的复杂性和严重性也在明显加剧。同时,随着人们生活水平的提高,对创伤后进行康复治疗的意识也越来越高。鉴于此,为满足广大临床医务工作者的需求,编者在总结多年临床经验的基础上编写了这本《骨科疾病诊治与康复训练》。

本书主要对创伤骨科疾病、脊柱疾病、骨关节疾病、骨与软组织肿瘤等疾病的分类、临床表现、诊断原则、处理措施等内容展开论述。尤其对临床上骨科常见疾病的康复治疗进行了详细的阐述。本书内容简明实用,重点突出,并兼顾知识的系统性及完整性,可供骨科各级医师参考阅读。

本书在编撰过程中,编者付出了巨大的努力,但由于编写经验不足,加之编写时间有限,难免存在疏漏之处,恳请广大读者及同行提出宝贵意见,以供今后修改完善。

编者

2020 年 4 月

目　录

第一章 创伤骨科疾病的诊疗

第一节 开放性骨折

经皮肤或黏膜创口与外界相通的骨折称为开放性骨折。

一、诊断标准

（1）伤口内见到骨折端或伤口内流出含有脂肪滴的血液。

（2）附近存在较深伤口的骨折应按开放性骨折治疗，有时需要在手术中方能确诊。

（3）观察肢体血液循环状况，必要时行多普勒超声、血管造影检查或行手术探查。

二、治疗原则

（1）将压迫肢体血供的骨折和脱位复位，用消毒敷料加压包扎伤口并适当固定骨折。

（2）尽早应用广谱抗生素。

（3）行清创术。损伤大、污染重、坏死组织多、伤后距手术时间长的创面需在24～72h反复彻底清创。

（4）复位并稳定骨折端。骨折固定方式取决于患者的全身情况、局部损伤程度和部位、骨折类型、医院的条件以及医师的经验。

（5）对于损伤大、污染重、坏死组织多、伤后距手术时间长的创面应在反复彻底清创后，于3～5d使用植皮、局部转移皮瓣或游离皮瓣的方法行延迟一期或二期闭合伤口。

（6）为达到骨折愈合的目的，可能需要多次植骨术。

（7）康复锻炼。开放性骨折常伴有血管、神经和软组织的损伤或丢失，可能需要相当长时间的多次手术以恢复肢体的功能。

第二节　骨折延迟愈合、不愈合及畸形愈合

一、骨折延迟愈合

某一部位的某种类型骨折在平均愈合期内没有愈合,但又没有明确的不愈合表现,便被认为是延迟愈合。

1.临床表现

局部可有肿胀、压痛,轴向叩击痛以及可能伴有的活动障碍。

2.影像学表现

X线平片或CT扫描显示骨折端无明确的骨性连接,骨折端周围骨痂稀少甚至无骨痂生长。

二、骨折不愈合

骨折仍然存在,而且连续的影像学检查提示愈合已经停止,便可诊断为骨折不愈合。对骨折不愈合的诊断有时很困难,而等待下去会影响患者的及时治疗,这时如果医生认为骨折有不愈合的可能,便可做出不愈合的诊断。

1.病因

造成骨折不愈合的因素很多,如患者营养不良、合并系统性疾病、吸烟、服用影响骨折愈合的药物、开放性骨折、软组织损伤严重的骨折、粉碎或多段骨折、骨折部位感染、不恰当的固定或制动等。

2.临床表现

局部肿胀、压痛,轴向叩击痛,畸形以及可能伴有的异常活动。

3.影像学表现

连续的X线平片或CT扫描显示骨折间隙明确存在且无愈合进展。根据X线表现可将不愈合分为肥大型不愈合、萎缩型不愈合、缺血型不愈合。

4.治疗原则

骨折不愈合的治疗很困难,总的原则如下:对于肥大型不愈合,根据情况可植骨或不植骨,主要是通过牢固的固定使其愈合。对于萎缩型不愈合,则需清理骨折端,创造出新的骨面,扩通髓腔,植骨及牢固固定。对于缺血型不愈合,要清理可能存在的死骨,自体骨植骨,牢固固定,如果清除死骨后缺损大,可考虑采用一期截骨骨延长术,或待愈合后二期截骨骨延长。

三、骨折畸形愈合

畸形愈合是指骨折在非解剖位置上发生愈合。畸形主要表现为成角、旋转、短缩及移位。畸形愈合多发生在保守治疗中。

畸形愈合的治疗原则主要以其对功能的影响而定。如果畸形程度轻,对功能影响不大,则可不必治疗;如果畸形严重影响功能,则需进行手术矫正,手术以最大限度恢复功能为目的。

第三节　上肢损伤

一、锁骨骨折

锁骨骨折是常见骨折,约占全身骨折的5%。多见于青壮年与儿童,偶见于新生儿产伤。

(一)诊断标准

有外伤史,局部疼痛明显,肩部活动受限。查体局部肿胀、压痛。骨折有移位时可触及骨折端及骨擦感。拍摄锁骨正位X线片可以明确诊断。

(二)治疗原则

1.锁骨中1/3骨折

(1)儿童锁骨骨折或无移位骨折,用"8"字绷带或锁骨带固定3~4周开始功能锻炼。

(2)有移位时,用"8"字绷带或锁骨带固定4~6周。

(3)锁骨中1/3骨折手术适应证:有血管神经损伤需进行探查手术;开放性骨折;多发骨折,尤其同一肢体多发骨折时可适当选择手术;骨折不愈合;年轻女性为美容考虑,可适当选择手术。手术方法为髓内针固定、接骨板螺钉固定或外固定架固定。

2.锁骨外侧1/3骨折

(1)无移位或移位很小者,可用颈腕吊带保护3~4周。

(2)锁骨远端骨折移位明显时,复位制动困难,可选择手术治疗。

(3)锁骨远端关节内骨折,早期诊断困难。若晚期出现肩锁关节退行性改变,关节疼痛,可以进行肩锁关节融合术或锁骨远端切除术。

3.锁骨内侧 1/3 骨折

锁骨内侧骨折合并严重的血管神经损伤时需手术处理,否则用吊带制动 4 周即可。

二、肩胛骨骨折

(一)肩胛骨体部、肩峰、肩胛冈骨折

1.诊断标准

肩胛骨体部骨折多发生在直接暴力后,常表现为局部疼痛,肩关节活动受限,常合并胸部损伤。容易造成漏诊,CT 检查有助于诊断。

2.治疗原则

常采用保守治疗,颈腕吊带制动 3～4 周后开始功能锻炼。

(二)肩胛盂、肩胛颈及喙突骨折

1.诊断标准

肩关节疼痛、活动受限,需行 X 线检查。CT 检查有助于明确诊断,以及判断骨折移位程度。

2.治疗原则

无移位或轻微移位者可以保守治疗,颈腕吊带制动。移位较大者需手术治疗。

三、肱骨近端骨折

肱骨近端骨折是指肱骨头、解剖颈、外科颈以及大小结节骨折。

(一)诊断标准

(1)局部压痛、肿胀、活动受限,肩部、上臂甚至胸壁广泛出现瘀血斑。

(2)局部压痛,外科颈骨折甚至可触及骨擦感。

(3)应仔细检查肢体远端动脉搏动及手指感觉运动。检查上臂外上方的皮肤感觉,但注意感觉正常不能排除腋神经损伤的可能。

(4)需拍摄肩关节正、侧位 X 线片,尽量投照腋位或改良腋位片,投照困难时可行 CT 检查。

(二)治疗原则

肱骨近端骨折总的治疗原则包括:复位移位的骨折端,恢复正常解剖位置,恢复肩袖功能,保护肱骨头血运,争取早期功能锻炼。切开复位内固定时尽量减少软组织暴露和剥离。对于老年复杂的肱骨近端骨折,可一期采用人工关节置换术,以

利功能恢复。

1.无移位或仅轻微移位骨折

可保守治疗,颈腕吊带制动,必要时结合胸壁制动。

2.解剖颈骨折

罕见,坏死率高。对于年轻患者,可考虑切开复位内固定;对于老年患者,可采用人工关节置换术。

3.外科颈骨折

常见,可闭合复位颈腕吊带制动。若闭合复位不成功,常为软组织嵌入,可切开复位采用克氏针或螺钉固定(螺钉仅能在骨骺基本闭合者使用)。青壮年多为粉碎性骨折,若骨折移位明显或不稳定,可切开复位内固定。老年患者,骨干多在胸大肌牵拉下向内侧移位,可闭合复位,稳定者颈腕吊带制动,不稳定者可经皮穿针固定或切开复位内固定。手术后可早期功能锻炼。

4.大结节移位超过 0.3cm

可手术治疗。包含大结节的三部分骨折有一定坏死率,保守治疗效果差,应切开复位内固定;对于老年骨质疏松患者可考虑人工关节置换术。四部分骨折坏死率高,对于年轻患者,可考虑切开复位内固定;对于老年患者,可用人工关节置换术。

5.两部分小结节骨折

少见,诊断较困难,必要时结合 CT 检查。当小结节移位大于 0.5cm 时,即考虑手术治疗,治疗原则同第 4 条。

6.肱骨头劈裂塌陷骨折面积＞40％

坏死率较高,对于年轻患者,可考虑切开复位内固定;对于老年患者,可采用人工关节置换术。

7.外展嵌插型四部分骨折

可采用切开复位内固定。

四、肩关节前脱位

(一)诊断标准

(1)患肢轻度外展,常以健手托患肢前臂。

(2)患肩明显方肩畸形。

(3)局部疼痛、肿胀可不明显。

(4)Dugas(杜加斯)征阳性。患侧手搭于健肩时,患侧肘关节不能紧贴胸壁;或患肘紧贴胸壁时,患侧手掌不能搭于健肩,为前脱位后内旋受限所致。

(5)常合并腋神经损伤。应仔细检查上臂外上方的皮肤感觉,但应注意若感觉无异常,不能完全排除腋神经损伤。对于老年患者,由于血管弹性差,肩关节前脱位可造成腋动静脉的损伤、血栓形成或血管破裂,后果严重,应仔细检查上肢远端动脉搏动及血运。

(6)肩胛骨正位、侧位(切线位)及腋位 X 线片很容易诊断,注意是否合并盂缘骨折。

(二)治疗原则

1.新鲜损伤

首选闭合复位,可在麻醉下(颈丛或全麻,不建议使用血肿内麻醉)进行,常用的方法有 Hippocrates 法(希波克拉底法)及 Kocher 法(科氏法),复位操作要轻柔,避免造成外科颈骨折,复位后将患肢固定于内收、内旋、屈肘 90°位 3 周。

2.陈旧脱位

一般在 3 周以上的脱位为陈旧脱位。对于年轻患者,可在麻醉下试行闭合复位,避免暴力操作,不成功即切开复位。对于脱位时间很长的患者,要全面了解患者的功能情况,以及其对功能的要求,以便再决定是否手术治疗,以及采用何种方式的手术。

五、肱骨干骨折

肱骨干骨折较为多见。其移位特点是骨折位于三角肌止点以上时,近位骨折端向前、向内移位,远位骨折端向上、向外移位。骨折位于三角肌止点以下时,近位骨折端向前、向外移位,远位骨折端向上移位。肱骨下段骨折时,其远位骨折端移位的方向随着前臂和肘关节而异,常使骨折端内旋。

(一)诊断标准

(1)局部有肿胀、短缩畸形、压痛、反常活动及骨擦音等。

(2)肱骨干中 1/3 骨折有时损伤桡神经,出现垂腕,拇指不能外展以及手背桡侧皮肤感觉麻木区。晚期有时可因骨痂的包裹压迫而引起桡神经麻痹。下 1/3 骨折易发生不连接。

(3)肱骨正侧位 X 线片很容易诊断。

(二)治疗原则

(1)不全骨折或骨折无移位者,以石膏固定 3 周,前臂悬吊,练习活动。

(2)大多数有移位的肱骨干骨折,可用手法复位和石膏固定治疗。接近上 1/3

骨折时,要有超肩关节固定;接近下 1/3 骨折者,要有超肘关节固定,屈肘 90°,前臂中立位,悬吊胸前。

(3)如果骨折手法复位不能达功能复位,或同一肢体多发骨折及关节损伤,以及合并有血管、神经损伤,应做切开复位内固定。一般选用交锁髓内针固定或加压接骨板固定。

(4)绝对适应证。

1)保守治疗无法达到或维持功能复位的。

2)合并其他部位损伤,如同侧前臂骨折、肘关节骨折、肩关节骨折,伤肢需早期活动。

3)多段骨折或粉碎性骨折(AO 分型:B_3、C_1、C_2、C_3)。

4)骨折不愈合。

5)合并有其他系统特殊疾病无法坚持保守治疗者。

6)经过 2～3 个月保守治疗已出现骨折延迟愈合现象,开始有失用性骨质疏松的(如继续坚持保守治疗,严重的失用性骨质疏松可导致失去切开复位内固定治疗的机会或增加其风险)。

7)病理性骨折。

(5)相对适应证。

1)从事某些职业对肢体外形有特殊要求,不接受功能复位而需要解剖复位。

2)因工作或学习需要不能坚持较长时间石膏、夹板或支具牵引固定。

六、肱骨髁间骨折

(一)诊断标准

外伤后肘部肿胀、疼痛,检查时常可见皮下有瘀斑和压痛。肘关节三角关系发生改变,并可触及骨擦音。应同时注意有无合并上肢神经、血管损伤。肘部正/侧位 X 线片可显示骨折移位情况及损伤分型,CT 扫描则可进一步明确骨折线走行及骨折粉碎程度。

(二)治疗原则

1.石膏或夹板固定

仅适宜于 Riseborough & Radin 分型 I 型损伤,一般需制动 4～6 周,期间应密切随访,一旦发生移位则应尽快进行切开复位内固定治疗损伤。

2.切开复位内固定

对 II、III、IV 型损伤,均应采取切开复位内固定治疗,以争取尽早开始肘关节功能锻炼,获得最佳恢复,减少肘部残疾程度。为方便手术中暴露及术后功能康复训练,可采用经尺骨鹰嘴截骨术。

3.全肘关节置换术

对年龄超过 60 岁的老年患者,骨折粉碎(Riseborough & Radin 分型的Ⅲ、Ⅳ型损伤)且存在骨质疏松,或骨折不愈合患者,均可采取一期全肘关节置换术。

七、肱骨髁上骨折

(一)诊断标准

(1)多为摔倒间接暴力致伤。伤后肘关节肿胀、疼痛、活动受限。移位明显者,肘向后方突出。髁上部位明显压痛,有时可伴有骨擦音及假关节活动。肘三点关系正常,严重肿胀时,肘三点关系不清。

(2)肘关节正、侧位 X 线片,可显示骨折的类型及移位的程度。

(3)应常规检查有无肱动脉损伤以及早期缺血挛缩的体征。并应详细检查有无合并神经损伤。合并神经损伤发生率高低依次为桡神经、正中神经和尺神经。

(二)治疗原则

(1)无移位骨折,可用上臂石膏托屈肘 90°位固定 3 周。

(2)移位伸展型骨折,可在臂丛或全麻后整复固定。

(3)对肢体肿胀明显,难以行闭合复位时,可先行尺骨鹰嘴骨牵引,待肿胀消退后再行闭合复位石膏固定,或继续行牵引治疗。

(4)骨折不稳定,复位后难以维持复位时,可在闭合复位后,经皮行克氏针穿针固定,并以石膏托保护。3 周后去除克氏针开始练习肘关节活动。

(5)出现以下情况时可考虑采取切开复位内固定:闭合复位不成功;Ⅲ型损伤骨折不稳定;骨折端刺入到肌肉或皮肤、皮下组织影响复位时;开放性骨折;合并血管损伤。

八、肱骨小头骨折

(一)诊断标准

肱骨小头骨折的骨折线大都位于肘关节内肱骨远端桡侧部位。如果肱骨小头的前侧一半骨折,称为肱骨半小头骨折,为肱骨小头骨折的常见类型。

肱骨小头骨折临床表现为患侧肘部疼痛、肿胀、活动受限。肘关节正侧位 X 线片检查为诊断肱骨小头骨折的必要检查。CT 检查对无移位的肱骨小头骨折的确诊和骨折移位粉碎情况的分析有帮助。

（二）治疗原则

1.保守治疗

对于移位较小或无移位的肱骨小头骨折且肘关节无屈曲障碍者,可应用保守治疗,肘关节应固定在屈肘位 3～6 周。

2.手术治疗

如患者无手术禁忌证,作为关节内骨折,切开复位内固定术对骨折的复位和关节的早期活动有益。对于无法复位固定的粉碎性骨折,可慎重选择骨片切除术。

九、肱骨髁骨折

（一）肱骨外髁骨折

1.诊断标准

（1）症状和体征:局部可出现肿胀、压痛,可触及肱骨外髁相对于肱骨干和内髁的异常活动;常出现骨擦音。

（2）放射学表现:应常规检查肘关节正侧位 X 线片。骨折线常呈斜形,有小头-滑车间沟或滑车外侧缘斜向髁上嵴。根据骨折类型不同,可出现尺骨相对于肱骨干的外侧移位。伸肌附着点的牵拉可使骨块发生移位。

2.治疗原则

（1）保守治疗:无移位或轻微移位（不超过 1mm）者可保守治疗,制动 2～4 周至骨折愈合。

（2）手术治疗:如患者无手术禁忌证,作为关节内骨折,切开复位内固定术对骨折的复位和关节的早期活动有益。手术应尽量做到解剖复位坚强内固定。

（二）肱骨内髁骨折

1.诊断标准

局部有肿胀、压痛和异常活动。伸肘使前臂屈肌力量增加,可造成骨块移位。有时可出现尺神经损伤的症状。合并外侧副韧带损伤者可出现外侧触痛和肿胀。应常规检查肘关节正侧位 X 线片明确骨折线位置和骨折块移位情况,必要时应行 CT 检查确诊。

2.治疗原则

（1）非手术治疗:无移位者可行肘关节制动 2～4 周。应定期复查 X 线片,以确定骨折未发生继发移位。

（2）手术治疗:如患者无手术禁忌证,作为关节内骨折,切开复位内固定术对骨折的复位和关节的早期活动有益。手术应尽量做到解剖复位坚强内固定。

（三）肱骨外上髁骨折

临床上非常少见，对成人是否是一个单独存在的骨折仍存争议。肱骨外髁的骨化中心较小，在12岁左右出现。肘关节正侧位拍片应为常规检查手段。治疗原则类似无移位的肱骨外髁骨折，包括对肘部进行制动，直至疼痛消失，然后开始功能活动。

（四）肱骨内上髁骨折

1.诊断标准

（1）临床表现：肱骨内上髁局部肿胀甚至皮下淤血，有触痛和骨擦音是其特点；腕、肘关节主动屈曲即前臂旋前时可诱发或加重疼痛。应仔细检查尺神经功能。

（2）应常规检查肘关节正侧位X线片明确骨折块大小和移位情况。

（3）对于青少年患者，应将正常的骨化中心与内上髁骨折进行鉴别，拍摄健侧肘部X线片有助于诊断。

（4）骨折合并肘后脱位时，一定要排除关节内是否嵌夹有骨折块；如果在关节间隙水平发现骨折块，则必须排除是否有关节内嵌顿的可能。

2.治疗原则

（1）非手术治疗为肱骨内上髁骨折常用的治疗手段。将患者制动与屈肘、屈腕、前臂旋前位7～10d即可。如果骨折块嵌顿于关节内，手法复位应尽早进行。可在伸肘、伸腕、伸指、前臂旋后位，使肘关节强力外翻，利用屈肌群的牵拉将骨折块从关节间隙拉出，然后用手指向后上方推挤减少内上髁移位，以X线片证实骨折复位满意后，制动肘关节1～3周。

（2）对于骨折块移位大，特别是骨折块嵌入肘关节内的肱骨内上髁骨折，应行手术切开复位内固定治疗。对于合并其他肘关节损伤或患者对骨折复位要求较高时，也可行手术治疗。包括切开复位内固定术或骨折块切除术。

十、尺骨鹰嘴骨折

（一）诊断标准

（1）通常有明确的外伤史。

（2）肘关节后侧肿胀，可伴有皮擦伤、皮肤瘀斑或开放性伤口，肘关节因疼痛活动受限。局部触诊可能触及骨折端间隙或鹰嘴近端骨折块的异常活动及骨擦感。

（3）通过肘关节正侧位X线片多可明确骨折形态。

（4）注意是否同时合并神经、血管损伤，尤其是尺神经损伤，以及是否合并同侧上肢其他骨骼损伤。

（二）治疗原则

（1）对屈肘 90°仍无移位的鹰嘴骨折，可用石膏托固定于屈肘 90°位 3～4 周，之后逐步开始功能锻炼，不宜用小夹板固定。如为早期活动肘关节，也可选择内固定治疗。

（2）对有移位的鹰嘴骨折，应行切开复位内固定治疗，恢复关节面的解剖形态。比较简单的骨折可选择以克氏针或螺钉结合张力带钢丝固定；粉碎性骨折可选择以塑形良好的或解剖型的接骨板及螺钉固定。选择切除鹰嘴碎骨块时应慎重考虑，骨块切除后应将肱三头肌止点可靠地重建在尺骨近端上。对于影响肘关节稳定性的大块尺骨冠状突骨折也应进行内固定。

（3）外固定架很少用于鹰嘴骨折的治疗，应严格掌握适应证。

对因存在手术禁忌证而无法接受手术的患者也可以考虑单纯石膏固定治疗，但日后大多出现肘关节功能障碍。

十一、肘关节脱位

（一）肘关节后脱位

1.诊断标准

（1）外伤史：初次创伤性脱位多有明确外伤史，如跌倒时手掌撑地。

（2）体征：肘关节多处于半伸直位，肘后饱满，肘前可触摸到肱骨下端，肘后三角关系紊乱，主动及被动关节活动丧失。

（3）肘部正侧位 X 线平片：可确定脱位方向、移位程度及有无骨折，特别应注意尺骨冠状突及肱骨内上髁有无骨折。

2.治疗原则

（1）及时就诊者施行闭合复位，大多可成功。

（2）复位后处理：用长臂石膏后托或支具将肘关节置于功能位制动 1～2 周，去除固定后开始练习肘关节屈伸活动，避免强力粗暴的被动活动。

（二）肘关节侧方脱位

分为内侧脱位和外侧脱位。外侧脱位是肘外翻应力所致，内侧脱位是肘内翻应力致伤。此时，与脱位方向相对侧的韧带及关节囊损伤严重，而脱位侧的软组织损伤较轻。

新鲜损伤闭合复位较易获得成功，由术者一人即可完成。用双手握住肘关节，以双拇指和其他手指使肱骨下端和尺桡骨上端向相对方向移动即可完成复位。制动1～2周后开始练习活动,预后良好,陈旧损伤则多需手术切开复位。

十二、前臂双骨折

(一)诊断标准

(1)疼痛,肿胀,骨折移位时前臂畸形,出现异常活动,前臂旋转和手活动受限。

(2)在X线片上,骨折线通常为横形或短斜形,在高能量损伤后,骨折常为粉碎性或多段,并伴有较重的软组织损伤。拍X线片时要包括肘关节和腕关节,以排除或发现合并的关节内骨折或脱位。

(二)治疗原则

前臂双骨折治疗的目的是恢复前臂的旋转功能。前臂的旋前和旋后活动都达到50°或以上,患者才能适应绝大多数日常生活。

(1)对于无移位者,可以用长臂管形石膏固定8～10周,骨折愈合后拆除石膏进行功能锻炼。固定石膏期间要定期复查,前臂消肿后要更换石膏以免骨折移位。发现骨折明显移位时需要手术治疗。

(2)有移位者应手术切开复位,接骨板固定。尺骨干相对较直,有时可以用髓内针固定。若固定牢固,术后则不需要外固定。麻醉恢复后,即可进行肘、腕和手的功能锻炼。

十三、前臂单根骨折

(一)诊断标准

(1)骨折局部疼痛、肿胀、功能障碍,若合并上、下尺桡关节脱位,则可触及脱位的桡骨头或尺骨头。

(2)由于邻近骨骼的支撑,前臂单骨骨折不会出现重叠移位,除非合并关节脱位。单骨骨折移位明显时常合并上或下尺桡关节脱位。单纯桡骨干骨折极少见,骨折线通常为横形或斜形。单纯尺骨干骨折比较常见,通常是由于前臂受到直接打击造成的,一般移位很小。

(二)治疗原则

1.无移位的桡骨骨折

无移位的桡骨干骨折极少见,通常行长臂石膏制动8～10周,前臂旋后程度取决于骨折端是位于旋前圆肌止点以上还是以下。桡骨上1/3骨折时,应把前臂固定在旋后位;中下 1/3 骨折时,应把前臂固定在中立位或轻度旋后位。石膏制动后骨折仍有可能发生移位,起初的几周内应定期拍 X 线片复查,直到骨折愈合才能去除石膏。

2.无移位的尺骨骨折

先用长臂石膏固定,待前臂疼痛和肿胀消退后,可换为前臂的功能支具固定,它允许肘和腕关节的活动。外固定至少要维持 8 周,直到临床上骨折局部无压痛,X 线片发现有连续的骨痂通过骨折端。

3.有移位的单骨骨折

单骨移位骨折闭合复位比较困难,复位失败者应考虑切开复位内固定。桡骨骨折应尽可能达到解剖复位,尤其是恢复桡骨弓的弧度,因为它对前臂旋转功能的恢复至关重要。桡骨骨折通常选用接骨板螺丝钉内固定,因为桡骨远端髓腔宽大,髓内针难以控制骨折端旋转。尺骨相对较直,可选用接骨板或髓内针固定。前臂单骨骨折内固定后有可能发生延迟愈合或不愈合,原始治疗时如存在骨折粉碎或明显骨缺损,可采用一期自体骨移植促进骨愈合。

十四、孟氏骨折

(一)诊断标准

1.临床表现

肘部肿胀、畸形、疼痛,并可出现骨擦音,通常可触到突出的桡骨头,对神经功能的检查很重要,尤其对于桡神经,因为孟氏骨折常会造成神经的损伤。

2.影像学表现

应拍摄肘关节包括近端前臂的正侧位片,通常尺骨骨折线为短斜形。侧位上桡骨头脱位显示得更明显。

(二)治疗原则

1.第Ⅰ、第Ⅱ、第Ⅲ型的治疗

采用闭合复位。复位后以长臂石膏管型固定。肘关节屈曲 $90°$,前臂置于旋后位。外固定一般需要 8～10 周。复位失败者,需行切开复位内固定。

2.第Ⅳ型的治疗

采用切开复位内固定。术后一般采用长臂石膏托外固定。若术中固定牢固,则 5～7d 后即可拆除石膏,进行功能锻炼;若怀疑手术固定的牢固性,或桡骨头复位后的稳定性,可将外固定延长至手术后 6 周。连续在 2 周、4 周和 6 周时拍 X 线片,若骨折端已出现连续性骨痂,则可拆除石膏,进行功能锻炼。

十五、盖氏骨折

(一)诊断标准

1.临床表现

移位不明显的骨折仅有疼痛、肿胀和压痛。如移位明显,桡骨将出现短缩和成角,下尺桡关节压痛,尺骨头膨出。多为闭合性骨折,开放性骨折多为桡骨近折端穿破皮肤所致,伤口小。神经、血管损伤罕见。

2.影像学表现

通常骨折部位在桡骨中下 1/3 交界处,为横形或短斜形。如桡骨骨折移位显著,下尺桡关节将完全脱位。前后位 X 线片上,桡骨表现为短缩,远侧尺桡骨间距减小,桡骨向尺骨靠拢。侧位 X 线片上,桡骨通常向掌侧成角,尺骨头向背侧突出。

(二)治疗原则

(1)牵引下复位并不困难,但维持复位的位置实属不易。因此闭合复位的成功率甚低,其治疗结果极不理想。

(2)为了获得良好的前臂旋转功能,避免下尺桡关节的紊乱,桡骨骨折必须解剖复位。因此,切开复位内固定几乎是唯一的选择。手术采用 Henry 切口,使用足够长度和强度的接骨板固定桡骨骨折,接骨板置于桡骨掌面。术后应以短臂石膏前后托或“U”形石膏固定前臂及腕于中立位 3~4 周,以便下尺桡关节周围损伤的组织愈合,避免晚期下尺桡关节不稳定。石膏去除后,积极进行功能锻炼。

十六、桡骨远端骨折

(一)Colles 骨折

1.诊断标准

(1)多有外伤史。

(2)腕部肿胀、疼痛。骨折移位明显者呈“餐叉状”畸形。合并有神经、血管、肌腱等损伤者,还伴有相应的其他症状。

(3)X 线片显示桡骨远端骨折。骨折块向背侧、桡侧移位,掌倾角成负角,尺偏角减小,骨折块旋转、压缩,关节面分离、塌陷、脱位,桡骨短缩等。

2.治疗原则

(1)无移位骨折短臂石膏托或支具固定 3~4 周。

(2)移位骨折可先行手法复位,纠正畸形,前臂石膏固定 4~6 周。定期复查,并鼓励患者积极行功能锻炼。

（3）某些骨折移位大，损伤严重，手法复位有困难或复位后发生再移位。可根据情况采用闭合复位经皮穿针内固定、切开复位内固定、外固定架固定等方法。

（二）Smith 骨折

多见于手臂伸出，前臂旋后，腕背伸位受伤或腕掌屈姿势时受伤。

1.诊断标准

（1）外伤史。

（2）腕部肿胀、疼痛。骨折端向掌侧移位，呈"工兵铲"状。有些患者伴有血管、神经、肌腱损伤的症状。

（3）X 线片显示除骨折移位、短缩、分离、旋转、压缩等改变外，有时还伴有腕关节脱位或半脱位。

2.治疗原则

（1）无移位骨折短臂石膏托或支具固定 3～4 周。

（2）移位骨折可先行手法复位，纠正畸形，前臂石膏固定 4～6 周。定期复查，并鼓励患者积极行功能锻炼。

（3）损伤重、移位大，伴有脱位或半脱位者，手法复位不稳定，应考虑手术治疗。

（三）Barton 骨折

为桡骨远端掌、背侧缘关节骨折，骨折远端常与腕骨一同向掌、背侧脱位或半脱位。诊断、治疗同 Smith 骨折。对伴有脱位或半脱位的患者，如手法复位失败，应考虑手术治疗。

第四节　　下肢损伤

一、股骨颈骨折

（一）诊断标准

（1）临床表现：髋部疼痛，活动髋关节时明显加重。髋关节主、被动活动受限。患肢外旋、短缩，髋关节屈曲、内收。髋部前方压痛。股骨大粗隆上移，叩痛阳性。下肢轴向叩击痛阳性。

（2）X 线表现股骨颈部分或全部连续性中断，移位的股骨颈骨折常发生股骨头后倾。当 X 线片未发现明显骨折而患者症状、体征均为阳性时，嘱患者卧床 2 周，2～3 周后再次摄片以明确诊断。另外股骨颈骨折合并同侧股骨干骨折有一定的漏诊率，应予注意。放射性核素扫描或磁共振成像对无移位骨折或隐性骨折的诊断有帮助。

（二）治疗原则

（1）新鲜的股骨颈骨折的治疗原则：①解剖复位；②牢固内固定。

（2）无移位型（GardenⅠ、Ⅱ型）骨折：对于无移位或嵌插型骨折可采取保守牵引治疗或手术治疗。由于无移位骨折虽然对位关系正常，但稳定性较差，而嵌插型骨折骨折端松质骨内其稳定性也不可靠，牵引治疗中有 8%～20% 的患者发生再移位。因此，目前主张如无手术禁忌证，对于无移位股骨颈骨折也应考虑手术治疗。

（3）移位型（GardenⅢ、Ⅳ型）骨折：无手术禁忌证者均应采取手术治疗。

二、股骨粗隆间骨折

（一）诊断标准

1.症状

同股骨颈骨折。

2.体征

患肢外旋及短缩更为显著，常伴皮下淤血。

3.X 线表现

正侧位 X 线片即可明确诊断。伤侧的髋关节内旋位片有助于骨折的进一步分型。

（二）治疗原则

1.转子间骨折

治疗的目的在于牢固固定，尽早活动患肢，防止骨折并发症发生。

2.稳定型骨折

可考虑保守牵引治疗。由于保守治疗过程较长，牵引下需卧床 8～12 周，故骨折并发症发生率较高。因此，如无手术禁忌证则应积极考虑手术治疗。

三、股骨粗隆下骨折

（一）诊断标准

（1）患肢疼痛，明显短缩，外旋畸形。

（2）X 线可明确诊断及分型。严重粉碎性骨折，应行对侧股骨全长 X 线片，有助于确定股骨的长度。

（二）治疗原则

（1）股骨粗隆下骨折发生后，在肌肉牵拉下，股骨干发生短缩、外旋，骨折近端向前、外展外旋方向移位。治疗的目的是要纠正上述畸形，恢复内收肌张力。

（2）保守治疗：屈膝屈髋各90°位下行骨牵引治疗。但牵引治疗只可纠正短缩畸形，对于其他畸形难以奏效。另外90°/90°体位对于成人非常不易维持，所以保守治疗患者卧床时间长，有较高的骨折不愈合率，畸形愈合发生率高。目前认为对于股骨粗隆下骨折应首选手术治疗。

（3）手术治疗：①接骨板螺钉：DHS、DCS、Richard钉等；②髓内钉：Ender针、Zickel钉、Gamma钉、Russell-Taylor重建钉等。由于股骨粗隆下生理应力分布不均衡，应用接骨板螺钉固定时，接骨板断裂发生率较高，故主张尽量选用髓内固定。

（4）术后处理：术后48h允许患者离床扶拐活动，对于稳定型骨折并获牢固固定者可嘱10～15kg部分负重。对于不稳定型骨折应在X线示有连续骨痂出现后部分负重。

四、髋关节脱位

（一）髋关节后脱位

1.诊断标准

（1）临床表现：有明确的外伤史，尤其是髋关节在屈曲位或屈曲内收位而发生车祸时。髋痛，主动活动丧失，被动活动时疼痛加剧。髋关节处于屈曲、内收、内旋畸形，下肢缩短。股骨头上移，大粗隆位于Nelaton线后上方。当合并髋臼后壁骨折时，股骨头可卡在骨折处而使下肢外观不典型。

（2）影像学检查：摄双髋关节X线正位、患髋髂骨斜位及闭孔斜位片，可确诊髋关节后脱位，同时可发现或除外髋臼、股骨头及相邻部位的骨折。

2.治疗原则

（1）髋关节脱位应尽早复位，以利于髋关节周围软组织修复和防止股骨头缺血坏死。如在麻醉后不能复位或整复后不能维持股骨头与髋臼的正常同心圆位置，常表明有软骨块或软组织嵌顿，应切开复位。

（2）复位后处理：复位后立即摄X线片证实，有时可发现由于复位造成的骨折或术前未发现的骨折。复位后，应行皮肤牵引2周，间断行关节外展及半屈曲活动，利于营养关节软骨。在关节活动恢复并无不适时，开始逐渐负重。

（二）髋关节前脱位

1.诊断标准

（1）有明显外伤史，特别是髋外展位时有外伤史。

（2）当脱位至髋臼上方（髂前棘或耻骨型）时，患肢较健侧长，髋关节处于外旋位畸形。在髂前上棘或腹股沟处可触摸到股骨头。当脱位至髋臼下方（闭孔或会阴型）时，髋关节处于外展外旋及不同程度的屈曲位畸形。在闭孔处可触摸到饱满。大粗隆均在 Nelaton 线前方。

（3）髋部 X 线平片可确诊。

2.治疗原则

（1）无移位骨折：卧床，患肢牵引下可轻微活动以利于营养软骨，逐渐增加活动度直到关节活动良好。之后，扶拐保护下逐渐负重。牵引一般维持 8 周左右。

（2）髋关节骨折脱位：髋臼骨折但与股骨头匹配良好的情况下，行骨牵引 8 周后，扶拐下地活动但不负重，直到骨愈合，开始逐渐负重。髋臼骨折与股骨头不匹配时，髋臼骨折经牵引不能满意的复位，可考虑切开复位，骨块足够大时，行内固定。术后骨牵引 4～6 周同时活动髋关节，之后扶拐下地，逐渐负重。骨块小不能行内固定的，切除骨块行骨牵引 8～10 周后扶拐下地，部分负重，这种情况关节功能很差，一般需行关节置换。

五、股骨干骨折

（一）诊断标准

1.临床表现

股骨干骨折临床诊断容易，表现为股部疼痛、畸形、肿胀和大腿短缩。因为多数骨折是由于高能量损伤引起，合并其他损伤常见，所以全面体检非常重要。骨科诊断要全面体检整个肢体，观察骨盆和髋部是否有压痛，骨盆或髋部骨折可以有局部的淤血和肿胀。

2.影像学检查

摄股骨干 X 线片一定包括髋关节和膝关节，以免漏诊股骨颈骨折和髋关节脱位。应仔细阅读 X 线片，确定骨折的类型、骨缺损及骨折粉碎情况、软组织积气及骨折所致的短缩程度等。

（二）治疗原则

1.急救处理

处理低血容量休克的治疗，观察有无脂肪栓塞综合征 ARDS 的发生并做相应的治疗。

2.非手术治疗

（1）2 周岁以内幼儿行悬吊牵引治疗。

（2）2～10 岁儿童行皮牵引治疗。

（3）有手术禁忌证的患者,行胫骨结节或股骨髁上牵引,把患肢放置于 Brown 架或 Thomas 架,牵引重量为体重的 1/8～1/7,牵引期间不断复查调整牵引重量。

3.手术治疗

10 岁以上的股骨干骨折都有很明显的手术指征,闭合或切开复位进行内固定有利于早期功能锻炼,减少住院时间。根据患者情况、骨折类型和医疗条件选择不同的内固定方法。髓内针为首选方法,常用的内固定方法有:①股骨上 1/3 骨折:内固定方法有普通髓内针和带锁髓内针、角接骨板、DHS、DCS;②股骨中 1/3 骨折:普通髓内针和带锁髓内针、宽接骨板;③股骨下 1/3 骨折:带锁髓内针、DCS、LISS;④对于严重开放的股骨干骨折可选用外固定架治疗。

六、股骨远端骨折

（一）诊断标准

（1）骨折后造成局部明显疼痛、肿胀、畸形及功能受限。

（2）股骨远端骨折常合并全身其他部位损伤。

（3）约 20％合并有膝关节韧带损伤,急诊很难及时、正确诊断。

（4）检查时应特别注意神经、血管损伤。

（二）治疗原则

（1）骨折无移位或骨折类型为嵌插骨折时,可以采用保守治疗方法,包括石膏固定及牵引。

（2）手术治疗。

1）手术适应证。包括移位的股骨髁间骨折;开放骨折;合并血管损伤;合并同侧肢体骨折或膝关节韧带损伤。

2）手术治疗原则。软组织操作轻柔,使用间接复位技术,尽可能保护骨折块的血液供应。关节面解剖复位,恢复肢体的力线、长度和旋转。稳定内固定,如果血运破坏或粉碎性骨折应植骨。患者接受肢体早期、主动功能锻炼。

3）手术方法。松质骨螺钉或空心钉;角接骨板;DCS;髁接骨板;逆行带锁髓内针;外固定架;LISS 接骨板等。

4）并发症。感染,不愈合,畸形愈合,固定失效,膝关节僵直。

七、髌骨骨折

（一）诊断标准

1.临床表现

膝关节软组织肿胀、髌前皮下淤血明显；髌骨压痛、异常活动，能触摸到骨折凹陷区；不能主动伸膝。高能量损伤可导致多发损伤，还应检查同侧肢体相邻部位的损伤。

2.X 线平片

投照位置为膝关节正位、侧位、斜位，若怀疑为纵行骨折宜补摄髌骨切线位片。X线表现为：横形骨折；粉碎性骨折；纵形骨折及边缘骨折。应与副髌骨相鉴别，后者多位于髌骨外上角，且多为双侧性。

（二）治疗原则

1.非手术治疗

以伸膝位长腿石膏前后托和各种抱膝固定装置制动 3～4 周。固定期间可练习股四头肌收缩，去除固定后开始练习膝屈伸活动。适合无移位，移位（前后，远近）小于 4mm（对于年老、不宜手术患者，移位程度还可放宽至 1cm）的骨折。

2.手术治疗

（1）切开复位内固定术。常用的内固定方式为：克氏针加张力带内固定；克氏针加松质骨拉力螺钉内固定；钢丝固定；松质骨拉力螺钉内固定；形状记忆骑缝钉内固定；抓髌器内固定。固定牢固者术后 24～48h 可以开始练习膝屈伸活动。

（2）切开复位缝合固定术。以钢丝或粗丝线行环形缝合。再修补缝合两侧的扩张部及髌前腱膜。以长腿石膏前后托制动 4～6 周。固定期间可练习股四头肌收缩，去除固定后开始练习膝屈伸活动。

（3）髌骨部分切除术。适合于髌骨上、下极粉碎性骨折。切除粉碎部分，将髌韧带或股四头肌腱与保留的髌骨缝合固定。以长腿石膏前后托制动 4～6 周。固定期间可练习股四头肌收缩，切除固定后开始练习膝屈伸活动。

（4）髌骨切除术。将明显影响伸膝装置，因此应慎重采用。

八、膝关节韧带损伤

（一）诊断标准

1.临床表现

（1）疼痛。

（2）肿胀。

（3）瘀斑和渗出区。

（4）损伤后行走能力,稳定感,有无绞锁。

2.物理检查

（1）膝伸直位、外翻与内翻侧向应力试验阳性。

（2）Lachman 试验阳性。

（3）前抽屉试验阳性。

（4）后抽屉试验阳性。

3.影像学表现

（1）膝关节前后位、侧位 X 线片及髌骨轴心位 X 线片。

（2）MRI 检查有重要参考价值。

（3）关节造影也是确定诊断的重要手段之一。

（4）关节镜检查,可确定诊断并进行治疗。

（二）治疗原则

1.Ⅰ度损伤

对症治疗,早期休息,局部冷敷,弹力绷带包扎。

2.Ⅱ度损伤

患肢屈膝 30°～40°,石膏或支具固定 6 周。

3.Ⅲ度损伤

常需手术治疗,应根据每例患者具体情况,如年龄、日常活动能力和要求、合并损伤等情况选择。由于Ⅲ度损伤往往是复合伤,常需要几种手术配合应用才能解决旋转不稳定所引起的症状,常用手术如下。

（1）前交叉韧带损伤:胫骨起点部位的撕脱骨折或断裂最为常见。如胫骨止点撕脱骨折无移位,可股部石膏固定 6 周。如有移位,应在关节镜下固定或手术修补固定,术后石膏固定 6～8 周。陈旧性前交叉韧带损伤引起不稳定,膝关节周围的所有肌腱韧带,包括半膜肌、半腱肌、髂胫束、髌韧带,都可作为前交叉韧带修复替代物,但目前多数学者推荐采用关节镜下手术或切开关节手术,其两端都带骨片的髌韧带中 1/3,做前交叉韧带替代术(BPB 手术),术后股部石膏固定 6 周,或采用同种异体 BPB 替代术或人工韧带替代术。

（2）后交叉韧带损伤:①急性新鲜损伤:与前交叉韧带损伤处理相似,有移位损伤即行手术修补。②陈旧性损伤:伴不稳定者需要治疗,治疗方法存在很大争议。但对年轻、活动要求高的患者仍主张采用韧带替代修补术,常用方法有半腱肌、半月板重建替代术,腓肠肌内侧头移位术,近年来又推荐髌韧带游离替代修补术、同种异体髌韧带修补术或人工韧带修补术。

(3)内侧副韧带损伤:①青壮年Ⅲ度内侧副韧带损伤:应做修补术,术后不负重锻炼6个月。②内侧副韧带损伤:往往是前内复合结构损伤的一部分(三联征),对青壮年新鲜损伤患者,应做手术修补,内侧半月板边缘撕裂可做缝合修补,粉碎性破裂可切除。前交叉韧带撕裂也应修补。③内侧副韧带陈旧性损伤:是造成持久的内侧不稳定,或者是前内侧旋转不稳定的一个因素。对持续有症状患者可采用内侧结构止点移位术。

(4)前内旋转不稳定:可采用鹅足成形术,即将鹅足止点前移和上移,固定到髌韧带侧方和胫骨上端,以加强膝前内侧而增强内旋稳定性。

(5)单纯外侧副韧带损伤:少见,往往是外侧间隙损伤的一部分。当外侧间隙不稳定而出现严重症状时应手术探查,并对相应的断裂结构缝合修补。在探查中应注意腓总神经有无损伤,注意髂胫束、外侧副韧带、弓状韧带和肌腱等结构的完整性。

对陈旧性外侧旋转不稳定,胫骨外髁有异常内旋及前移不稳定,可施行Ellison手术,即将部分髂胫束筋膜条索经外侧副韧带深面,缝合到胫骨上端软组织,以增加前外侧张力。

九、膝关节半月板损伤

(一)诊断标准

1.外伤史

多为运动损伤或日常生活中的扭伤。

2.症状

患膝疼痛、间断性肿胀,典型者有关节绞锁史。

3.体征

股四头肌萎缩,关节间隙局限固定压痛,麦氏征(McMurray sign)阳性。

4.辅助检查

X线平片,膝关节造影,MRI。

5.明确诊断

关节镜检查。

(二)治疗原则

1.手术治疗

(1)有条件者尽量行关节镜下手术,不要做切开手术。

(2)绝大多数的半月板损伤需要做部分切除术,少数位于滑膜边缘型的新鲜损伤可行缝合术。

(3)尽可能多地保留健康、稳定的半月板组织,尽量不做全切除术。

2.术后处理

(1)加压包扎、抬高患肢、冷敷。

(2)股四头肌功能锻炼。

(3)单纯的半月板部分切除者可早期负重及行膝关节屈伸活动。

(4)半月板缝合者需制动 4～6 周。

十、胫骨髁骨折

(一)诊断标准

(1)结合外伤史、压痛部位和 X 线检查基本可以诊断。

(2)但对Ⅲ型骨折通常需 CT 检查以免漏诊。

(3)CT 对术前手术计划有重要的指导意义。

(4)除骨折的诊断外,应对软组织损伤给予重视,如腘动脉、腓总神经、交叉韧带、半月板等结构。同时要排除合并骨筋膜室间隔区综合征。必须评估是否存在韧带损伤。

(二)治疗原则

(1)胫骨髁骨折是关节内骨折,对有移位、新鲜的骨折需手术解剖复位内固定,术后早期功能锻炼。采用的手术方法,可根据医师的经验、能使用的器械和骨折的分型采用不同的方法,如关节镜下内固定术、单纯接骨板内固定术、有限内固定加外固定术等。

(2)部分患者存在关节面塌陷的情况则需行自体骨、异体骨或人工骨移植。

(3)对陈旧(超过 3 周)骨折的手术治疗极为困难,往往遗留后遗症,如皮肤坏死、神经血管损伤、内固定失败、复位不良、膝关节功能障碍等。

十一、胫、腓骨骨干骨折

(一)诊断标准

(1)胫、腓骨骨干骨折,在日常生活和工作中是最常见的骨折之一。胫骨全长的前内侧面仅位于皮下而无肌肉组织保护,易形成开放性骨折,污染常较严重。小腿肌肉主要分布在后外侧,骨折后因肌力的不平衡而易产生成角、短缩和旋转畸形。胫骨血供不如其他有较多肌肉组织包绕的骨骼丰富,骨折后易发生不愈合、感染等情况。因膝关节、踝关节是运动轴近于冠状面的铰链式关节,所以小腿骨折后如有旋转畸形愈合则功能代偿较困难。

(2)临床检查要特别注意软组织受伤情况,检查足背动脉、胫后动脉和腓总神经是否有损伤,选择适当的固定方法。应严密监视骨筋膜间室综合征的发生,同时仔细评估膝关节韧带的损伤。

(二)治疗原则

(1)闭合复位,石膏、支具等制动固定:适用于低能量造成的移位小的简单骨,常用长腿、短腿或"U"形石膏外固定。

(2)闭合复位带锁髓内针内固定:适用于闭合有移位的胫腓骨骨折、非感染性骨折不愈合、病理性骨折、部分开放骨折(Gustilo Ⅰ、Ⅱ)等,对骨及周围软组织有进一步损伤小、骨折愈合有较多骨痂(Ⅲ期愈合)和中央内夹板式固定符合生物力学要求等特点。术后即可开始邻近关节活动和部分负重(10～15kg)。

(3)切开复位接骨板螺钉内固定:胫骨远近干骺端及涉及膝、踝关节内有移位的骨折,纠正畸形愈合及治疗不愈合等可用此法。根据软组织的条件接骨板可放置在胫骨前内或前外侧。

(4)外固定架固定:适用于开放性骨折,骨折后骨缺损或维持肢体长度,肢体延长等。

十二、踝关节骨折

(一)诊断标准

(1)依靠查体和 X 线表现。

(2)骨折和韧带损伤的临床表现相似,疼痛、肿胀、畸形、功能障碍。

(3)正、侧位 X 线片是必须的,有时需加照踝旋位(小腿内旋20°,踝关节正位)片。结合查体,必要时需照小腿全长片、应力像、健侧片。

(4)CT 有时是必要的,MRI 对诊断软组织损伤有帮助。

(二)治疗原则

(1)踝关节韧带损伤应根据程度行石膏或弹力绷带固定 4～6 周,据内外侧损伤置于外翻、内翻位。影响复位的断端嵌顿应手术治疗。

(2)骨折脱位大多可闭合复位,石膏固定。复位应根据创伤机制。证实复位后,以小腿"U"形或前后石膏托固定于复位位置 6 周。可于 3 周后更换功能位石膏。可适当延长固定时间。有些骨折可行牵引治疗。

(3)闭合复位失败,不稳定骨折(如旋前—外旋 3°、4°骨折等),胫骨远端关节面移位部分超过 1/3,骨折块或软组织嵌顿等,应手术治疗。以内固定为主,包括接骨板、螺钉、张力带、可吸收材料等,必要时,需用下胫腓螺钉。术后根据固定坚强程度决定是否结合外固定。

十三、跟腱断裂

(一)诊断标准

(1)患者在损伤发生时,随着一声明显的响声,即感觉行走困难,跖屈无力。

(2)检查时,经常可看到并摸到肌腱缺损形成的凹陷。

(3)检查是否有 Thompson 征或腓肠肌挤压试验是否为阳性。

(4)影像检查包括侧位 X 线片,超声检查。MRI 对诊断软组织断裂敏感。

(二)治疗原则

1.保守治疗

保守治疗的基础是可通过足的跖屈使跟腱的断端有足够的对合。可用于由于年龄或其他内科原因无法手术、易发生再断裂的患者。可跖屈位石膏固定 8~10 周。

2.手术治疗

可采用端端吻合。辫式缝合通常在污染或感染情况下应用,单丝缝合。强度差可用跖肌腱加强。可吸收缝线缝合腱鞘。严格跖屈位管型石膏固定 3 周,中立位固定 3 周,防背屈支具保护下负重 6 周。

3.陈旧损伤

跟腱损伤可能由于腓骨肌或屈趾肌的跖屈而被忽略,成为陈旧损伤。手术修补由于近断端滑动很难进行,端端吻合也因肌肉挛缩而无法进行。常采用 Bosworth 法,用近断端中 1/3 腱腹反复穿插连接断端,随后长腿石膏屈膝 30°、跖屈 20°固定 6~8 周。

十四、距骨骨折

(一)诊断标准

轻度移位骨折仅有踝部前方肿痛,易漏诊。

(1)距骨颈 Ⅱ 型、Ⅲ 型、Ⅳ 型骨折常易见,表现为跟骨前移及内翻,或内踝后方隆起等畸形。

（2）距骨体Ⅱ型、Ⅲ型骨折时，踝关节内外侧肿胀，压痛明显。

（3）CT检查对确定骨折类型和关节面的受累情况有帮助。

（二）治疗原则

（1）无位移骨折及距骨头骨折常用小腿石膏前后托固定8～10周，去石膏后不负重练习关节活动4周。

（2）距骨颈Ⅱ型骨折首选闭合手法或撬拨复位，再用石膏或克氏针或空心钉固定。闭合复位失败，应像距骨颈Ⅲ型、Ⅳ型骨折一样，及时切开复位，可采用吸收钉或埋入式螺钉内固定，术后是否石膏外固定由医师根据术中情况决定。

（3）距骨体Ⅰ型骨折的治疗同无位移骨折。涉及关节面者也可采用切开复位螺钉固定。Ⅱ型骨折的治疗同距骨颈Ⅲ型、Ⅳ型骨折。Ⅲ型骨折可根据骨折粉碎程度，选择切开复位内固定、关节融合术、人工全距骨全踝关节置换术或Blairs手术等。

十五、足部骨折

（一）诊断标准

（1）大部分足部骨位于皮下，骨折后局部肿胀、压痛、畸形明显。

（2）拍摄足部正位、侧位、斜位片及特殊位置平片是必要的，常因足部各骨形态特殊，拍片重叠及籽骨、跗骨的出现而致漏诊及误诊。

（3）体检时注意软组织损伤情况及是否有足筋膜间隔综合征的出现。

（二）治疗原则

1.跖骨骨折

多数骨折可以通过非手术方法得到满意的疗效。其中第一跖骨由于比较粗大而很难骨折，一旦发生骨折则应更积极处理，以尽快恢复足的负重功能。在跖骨头骨折时，通常是完全关节内骨折，跖骨头无关节囊附着，向跖侧及外侧成角，手术可以应用细克氏针固定。对于第5跖骨基底骨折（Jones骨折），根据具体损伤类型，可以采用加压包扎、石膏固定或拄拐治疗，若发生不愈合可以应用切开复位螺钉内固定治疗。

2.跗骨骨折与跖跗关节脱位

由于跟骨及距骨较为特殊，另作他述。本处仅指楔骨、足舟状骨及骰骨。这些骨的骨折一般可以采用非手术疗法，但对于大的骨折移位应予手术复位内固定。对于跖跗关节脱位应先试行手法复位，若复位失败或极其不稳定可以应用克氏针或螺钉固定。

十六、跟骨骨折

（一）诊断标准

1.临床表现

跟骨骨折一般有明确的外伤史,临床表现为足跟部疼痛、肿胀、皮下瘀斑、足跟增宽、足弓塌陷以及足内外翻活动受限等。

2.X 线检查

应包括踝关节正侧位片、跟骨侧位及轴位片,有条件的应进行跟骨 CT 扫描,以利诊断、分型与治疗。

同时应注意检查排除其他部位尤其是脊柱压缩骨折的发生。

（二）治疗原则

（1）对于关节外骨折,多数可以给予保守治疗,包括棉垫包扎、石膏固定、患肢制动及抬高。对于明显移位的跟骨结节骨折应予手术切开复位螺钉固定术。

（2）关节内骨折的治疗较为复杂,预后也不稳定,应视患者、当地医疗条件以及医师经验决定恰当的治疗方法。对于明显移位的关节内骨折,若条件允许应予撬拨复位或切开复位内固定。跟骨手术较易出现软组织问题、感染及腓肠神经损伤,跟骨结节角并不是判断手术是否成功的关键。

（3）陈旧跟骨骨折多伴有疼痛,对其治疗应查明病因,根据具体情况对症处理,或手术治疗,严重的距下关节炎可以给予距下关节或三关节融合术。

第二章　脊柱疾病诊疗

第一节　颈椎病

一、概述

颈椎病是指颈椎间盘退行性变及其继发性病理变化,累及其周围组织结构(神经根、脊髓、椎动脉、交感神经等),出现相应的临床表现。

颈椎病的分型目前仍未统一,可分为神经根型、脊髓型、交感型、椎动脉型、食管压迫型及混合型。主要为神经根型与脊髓型。

二、诊断步骤

(一)病史采集要点

1.年龄

多发于中老年人群。

2.症状表现

根据不同的类型而不同。

(1)神经根型颈椎病:是否存在颈痛与神经根性痛、放射痛,有何特点;是否有上肢无力等现象。

(2)脊髓型颈椎病:是否有四肢无力,手笨拙,步态蹒跚,易跌倒;是否有踩棉花感;发病从下肢无力开始,或从上肢开始;胸腹部是否有束带感;是否有大小便功能障碍。

(3)椎动脉型颈椎病:有无猝倒史,有无交感神经症状(头痛、恶心、呕吐、耳鸣、记忆力减退、心悸等),视物模糊。

(4)食管压迫型颈椎病:有无吞咽障碍等。

(二)体格检查要点

检查神经根分布区感觉与各神经支配肌肉的无力或萎缩情况及肌张力;是否

存在腱反射减弱、消失或亢进。臂丛神经牵拉试验及压颈试验、屈颈试验、病理反射。

（三）辅助检查要点

X 线正侧位与双斜位片，了解是否有椎间隙狭窄、增生，骨刺突入椎间孔，是否存在椎管狭窄；动力位片病变节段是否不稳；是否有后纵韧带骨化等。

MRI 或 CTM 检查看是否存在脊髓受压、椎间盘突出，椎间盘突出节段与突出方向如何；是否为骨赘增生及韧带钙化。

诱发电位与肌电图检查是否有异常。

三、诊断对策

（一）诊断要点

根据病史、临床症状体征与影像学检查，对神经根型、脊髓型、食管压迫型颈椎病诊断不难。但交感型与椎动脉型颈椎病诊断并不容易。

1.神经根型颈椎病

（1）症状：颈肩或颈枕部持续或阵发性疼痛；沿受累神经根行走方向有酸胀痛或烧灼痛或刀割样痛；沿神经根有触电感或针刺样麻窜感；颈肩痛出现常先于放射痛，颈肩痛及放射痛可因咳嗽等加重；有上肢无力现象。

（2）体征：臂丛神经牵拉试验及压颈试验阳性；受损神经根分布区感觉减退、支配肌肉无力或萎缩、腱反射减弱或消失。

（3）影像学检查：X 线平片显示病变间隙狭窄、增生，斜位片骨刺突入椎间孔，动力位片病变节段不稳等。CT 及 MRI 或 CTM 可能见后外侧椎间盘突出或骨赘压迫神经根。

2.脊髓型颈椎病

（1）症状：颈部常无不适感，觉四肢无力，手笨拙，步态蹒跚，易跌倒；发病多从下肢无力开始，但也可从上肢开始；胸腹部常有束带感。严重时可出现大小便功能障碍。

（2）体征：四肢肌力减弱，肌张力增高，腱反射亢进，出现病理反射；感觉障碍在早期可能较轻，严重时则明显，但常没有明确的平面；屈颈试验阳性，表现为突然低头时，双下肢或四肢出现触电感。

（3）影像学检查：X 线平片显示椎管狭窄，椎体后缘骨质增生，椎节不稳及后纵韧带骨化等。MRI 或 CTM 检查可见脊髓受压明显。

（4）评分：JOA 评分。

3.椎动脉型颈椎病

(1)症状:可有猝倒史,并伴有颈性眩晕;多伴有交感神经症状(头痛、恶心、呕吐、耳鸣、记忆力减退、心悸等);视物模糊。

(2)体征:旋转试验阳性;病情严重时可出现对侧肢体轻瘫及 Horner 征。

(3)影像学检查:X 线平片显示钩椎关节增生,椎间孔狭小。椎动脉造影可见椎动脉迂曲、变细、压迫等。MRI 检查也可显示椎动脉形态。

4.交感型颈椎病

症状体征与椎动脉型有很多相似之处,出现交感神经症状及 Horner 征等。X 线平片显示骨质增生,椎节不稳等。

5.食管压迫型颈椎病

骨赘向前压迫食管而引起症状,如吞咽障碍等。X 线片及钡餐可显示前方骨赘及食管受压情况。

6.混合型颈椎病

兼有两型或两型以上颈椎病的症状体征。

(二)鉴别诊断要点

各型颈椎病的主要鉴别诊断如下。

1.与颈型颈椎病鉴别的主要疾病

有劳损、颈肌筋膜炎及颈椎失稳症等。

2.与神经根型颈椎病鉴别的主要疾病

有肩周炎、胸廓出口综合征、肌萎缩性侧索硬化症等。

(1)胸廓出口综合征主要损伤臂丛下干,多发于 20 岁以上的青年女性,右侧多见。以上肢感觉障碍为主,手内在肌萎缩,肌力减低,患侧锁骨上窝丰满,压迫时上肢症状加剧,Adson 征阳性。

(2)肌萎缩性侧索硬化症是病因不清的神经元性疾病。起病快,年纪轻,肌萎缩可发生于全身任何部位,但手内在肌常最早发生,受累肌肉萎缩,病理反射阳性,但感觉正常。肌电图有异常,但体感诱发电位一般正常。应与脊髓型颈椎病相鉴别,但有极少数患者可两种病同时存在。

3.与脊髓型颈椎病鉴别的主要疾病

有结核、肿瘤、后纵韧带骨化症、颈椎管狭窄症等。

4.与椎动脉型颈椎病鉴别的主要疾病

有梅尼埃综合征、体位性眩晕、脑动脉硬化、耳源性或眼源性眩晕等。

四、治疗

(一)治疗原则

除脊髓型颈椎病外,大部分颈椎病以非手术治疗为主。脊髓型颈椎病明确诊断后,应尽早手术治疗。

有几点值得注意,牵引对于严重的脊髓型颈椎病是禁忌证,以免加重病情;必须严格掌握牵引重量及方向;对于脊髓型的患者推拿应列为禁忌证;脊髓型颈椎病行保守治疗时,如效果不佳或保守过程中症状加重则不应继续保守治疗。

(二)治疗方案

1.非手术方法

包括颈椎牵引、颈托固定、推拿按摩、理疗及药物治疗等。

(1)颈部外固定用颈围或颈托固定颈椎,减少颈椎负荷,限制颈椎运动,从而缓解颈部软组织的无菌性炎症,使病痛减退。

(2)牵引:用枕颌带牵引,也有人对较严重者采用 Halo-vest 固定牵引,目的是恢复椎间的正常关系,解除颈项部肌肉挛缩,减少颈部脊神经受压。

(3)按摩:目的是缓解颈部肌肉软组织水肿,改善局部的血液循环,解除颈部肌肉痉挛。但手法一定要轻柔,推拿后症状加重者应立即停止。不要随意旋扳颈部。

(4)理疗:能消除颈部软组织痉挛、水肿,调节局部血液循环与代谢。

(5)药物治疗:可酌情使用,目的是抗炎止痛,营养神经,疏通血液循环,镇静安神。

(6)颈部自我保护及锻炼:禁用高枕及枕颈部靠着阅读,避免颈部单一姿势持续时间太长,最好持续 0.5～1h 就活动一下颈部。加强颈项部肌肉锻炼,目的是稳定颈椎,维持及恢复颈椎的正常生理曲度。

2.手术治疗

(1)适应证:脊髓型颈椎病经 3～6 个月保守治疗无效或保守治疗过程中症状进行性加重;根性颈椎病及椎动脉型颈椎病经严格的保守治疗无效时也可考虑手术治疗。

(2)手术方法主要包括前路手术、前外侧手术及后路手术。

1)脊髓型颈椎病:单纯来自 3 个以内的椎间盘压迫者,可采用前路减压和椎体间融合术。来自 3 个以上椎间盘压迫者,或虽少于 2 个以下的椎间盘压迫,但合并有颈椎管狭窄,黄韧带肥厚或钙化者,可采用后路椎管减压或椎管扩大成形术。如单从后路减压仍不能解除来自前方的压迫,或前方压迫严重,单从前方手术有损伤脊髓可能时,可采用前后路联合减压术,根据患者的情况、医院的条件及医生的技术水平分期或同期完成。

2)神经根型颈椎病:压迫来自退变突出的椎间盘或腹侧的骨刺,可采用前方入路。因钩椎关节增生压迫神经根时,可行患侧侧前方入路切除增生的钩椎关节。也可采用后路患侧开窗术,切除压迫神经根的骨刺或脱出的椎间盘。

3)椎动脉型颈椎病:可采用患侧侧前方入路,切除压迫椎动脉的骨刺或切开狭窄的椎动脉孔。

五、术前准备

术前患者清醒状态观察手术体位时神经功能改变情况。颈部需后伸,在肩胛后垫一软枕,使颈部呈后伸中立位,并观察四肢的神经反应,因后伸时椎管容积减小,有可能出现四肢神经症状加重,如出现上述情况应及时去除垫枕,了解颈部后伸的限度。

六、术后观察及处理

术后即用颈托固定颈部,搬运时人力要充足,保持颈、肩、躯干在同一水平面上,采用仰卧颈部中立位。

后路手术患者,项部保持悬空,防止压迫,造成椎管"关门"。

翻身时需由护士协助,侧卧位时颈部需垫枕,避免过度屈伸和旋转。

引流管拔除后可带颈围坐起,但早期时间不宜太长。

术后常规颈托保护 6～10 周。

第二节　胸段骨折与脱位

一、损伤机制

胸段的肋骨、肋椎韧带、椎间盘、纤维环与颈椎和腰椎相比提供了更高的稳定性。胸段骨折与脱位需要更强的暴力,暴力多为屈曲、旋转、轴向压力、伸展等中的一种或多种共同作用。受伤原因多是高处掉落物体或投掷物体砸伤,但胸椎稳定性在伤后不易破坏。胸段的椎管空间要明显小于颈段和腰段。当发生骨折有骨块或椎间盘突入椎管时易造成神经损伤。但胸段的神经根损伤不会造成明显的神经功能障碍。

二、临床表现

局部疼痛,压痛比较明显,局部肿胀伴有活动受限,部分可见皮下血肿、皮肤擦伤或挫伤等。有脊髓或神经根损伤者可出现相应的症状及体征。

三、诊断

主要根据病史确定损伤机制,根据 X 线正侧位像及 CT、MRI 判定骨折的类型、严重程度及脊髓压迫情况。

四、治疗

由于胸廓及肋椎韧带的作用,胸椎伤后仍有较好的稳定性。对于轻度压缩骨折病例可认为是稳定性骨折,主要以支具制动治疗为主,之后适当地进行功能锻炼。严重的骨折伴有或不伴有脱位者,进行 1~3 周卧床制动后,用支具固定,必要时行手术治疗。

第三节　腰椎骨折与脱位

胸椎及腰椎骨折约占全部脊柱骨折的 40%,而胸$_{10}$至腰$_2$节段的骨折,即胸腰段骨折几乎占其中的 70%。由于胸腰段位于相对固定的胸椎与活动度更大的腰椎之间,从功能上作为运动应力支点更易于损伤。除了骨结构损伤外,胸腰椎骨折经常伴有脊髓、圆锥、马尾的损伤,病残率较高,因此增加了胸腰椎骨折诊断及治疗的重要性。

一、病因

暴力是腰椎骨折与脱位的主要原因。常见的暴力类型及其损伤机制有下列几种。

1.压缩型暴力

损伤的暴力与脊柱纵轴方向一致,垂直压缩椎骨,使椎体产生爆裂性骨折。骨折块四散呈爆裂状,后方骨块常使脊髓、脊神经不同程度受损伤。

2.屈曲型暴力

此种类型是最常见的损伤。在受伤害时,患者处于前屈腰体位。脊柱前部承受压力,而脊柱后部承受强应力。轻者可造成椎体前方的压缩性骨折,同时伴有棘上韧带断裂而分离。重者则发生脊柱脱位,上一椎体前移。

3.屈曲旋转型暴力

这种暴力不仅使脊柱前屈,同时又使脊柱向一侧旋转,造成椎间关节脱位。使屈曲和扭转两种力量同时作用于脊柱,损伤较为严重,多导致胸腰椎损伤。

4.屈曲分离型暴力

这种暴力又称安全带损伤。当高速行驶的汽车发生车祸时,患者躯干被安全带固定保持不动,头及上半身前移,造成安全带附近脊柱骨折或脱位。

5.平移型暴力

这种暴力往往很大,可使相邻两椎体间的所有稳定结构遭到破坏。对脊髓和马尾神经的损伤严重,预后较差。

6.伸展型暴力

此种类型的暴力损伤多发生在高空仰面坠落者,坠落的中途背部被物阻挡,使脊柱过伸,引起前纵韧带断裂,椎体横行撕裂,棘突互相挤压骨折或椎体前下缘撕裂为小骨折片。

二、病理改变

腰椎损伤最常见的是骨折,腰椎骨折损伤90％为屈曲损伤,椎体前部多为压缩性骨折。严重者可有韧带撕裂,裂隙内充满积血。黄韧带和小关节可撕裂,小关节可出现骨折。腰椎骨折脱位可引起脊柱不稳定。美国矫形外科医师协会定义节段性不稳定为:脊柱施加载荷后产生的异常反应,以节段运动超出正常限度为特征。骨折和软组织损伤导致的出血,常渗透到肌组织内。人体在暴力作用下,由于暴力传导到脊柱,易引起脊柱反常活动而造成脊柱损伤。不同种类的暴力,引起脊柱损伤的类型也不同,可形成血肿。血肿机化后产生瘢痕,造成肌萎缩和粘连,妨碍脊柱正常活动,并可以引起腰部疼痛。

总结引起腰椎损伤暴力种类及其导致的病理反应关系如下。

1.屈曲压缩暴力

引起椎体前方压缩,楔形变,椎体后韧带结构受到牵张,断裂。

2.伸展暴力

椎体前韧带及椎间纤维环前方撕裂,椎体前下角或前上角易发生小片撕脱骨折。棘突和关节突相互撞击而骨折。

3.侧屈暴力

椎体一侧压缩,呈侧楔形,同侧关节突相互撞击而骨折。对侧受到牵张,断裂。

4.垂直压缩暴力

椎体爆裂,骨折片向四周散开。椎板纵行骨折,椎弓根间距加宽。

5.旋转暴力

上椎体脱位,或伴有下椎体上面的薄片骨折。关节突骨折和脱位。

6.水平剪力

椎间盘及韧带结构的前后脱位,常伴有骨折和脱位。

三、腰椎骨折的分类

目前脊柱骨折有许多分类方法,一般是根据骨折椎形态学、损伤机制和三柱完整性分类。

(一)根据三柱结构理论进行分类

Denis 提出了脊柱的三柱结构理论。该理论认为,脊柱由 3 条纵行柱状结构构成。前纵韧带、椎体和椎间盘的前半部构成前柱;后纵韧带、椎体和椎间盘的后半部构成中柱;椎弓、黄韧带、关节突关节、棘间棘上韧带构成后柱。骨柱稳定性依赖于前、中柱的形态,而不是后方韧带的复合结构。

Denis 把脊柱不稳定分为 3 度:一度为机械性不稳定,为前柱和后柱损伤,或中柱和后柱损伤;二度为神经性不稳定,由于中柱受累,在椎体塌陷时继发椎管变窄,而产生神经症状;三度为兼有机械性和神经性不稳定,见于三柱均遭到损伤,如骨折脱位。

椎体单纯性楔形压缩骨折,不破坏中柱,仅前柱受累,称为稳定性骨折;爆裂性骨折,前、中柱均受累,称为不稳定骨折;屈曲牵张性损伤引起的安全带骨折,破坏中柱和后柱,也属于不稳定损伤;而骨折脱位,由于前、中、后柱均遭到破坏,属于不稳定损伤。

1.稳定性损伤

(1)所有轻微骨折、横突骨折、关节突骨折和棘突骨折。

(2)椎体中度压缩骨折。

2.非稳定性损伤

Ⅰ度:生理负荷情况下,发生脊柱弯曲或成角,严重压缩骨折和坐带骨折。

Ⅱ度:椎体爆裂不复位,继发性晚期神经损伤。

Ⅲ度:骨折脱位和严重的爆裂骨折合并神经损伤。

(二)根据暴力方式分类

1.屈曲型损伤

损伤的脊柱处于前屈位,又分 3 种情况:屈曲压缩型损伤、屈曲分离型损伤和屈曲旋转型损伤。

(1)屈曲压缩型损伤:因轴向受到负荷,屈曲位受压所致。①轻度(Ⅰ型):单纯屈曲压缩骨折,前柱压缩<50%,后韧带完整,中柱高度不变,无神经损伤;②中度(Ⅱ型):前柱压缩>50%,后柱张力性损伤,中柱完整(绞链作用),X线示棘突、椎弓根距增宽,关节突半脱位或脱位(不前移),可伴神经损伤;③重度(Ⅲ型):中柱也损伤(中柱后壁高度不变,或高于邻近椎体),椎弓根不移位,可发生多节段楔变,可伴神经损伤。

(2)屈曲分离型损伤:又称屈曲牵张型损伤。中柱受牵张应力产生分离,前柱屈曲为轴(绞链作用),前柱仅部分压缩,无垂直压缩应力(与屈曲压缩型不同点)。

(3)屈曲旋转型损伤(屈曲旋转型骨折脱位):前柱受到压缩与旋转应力,中后柱受到外力牵张与旋转应力,导致椎体骨折和关节突骨折脱位,X线示关节突骨折或脱位,骨折线通过下位椎体(终板)或椎间盘,上位椎体带下位椎体折线旋转并向前移位,椎体后方骨片可进入椎管。

2.侧屈型损伤

由偏心的轴向负荷应力所致。①轻度:前、中柱一侧压缩性损伤,后柱完整。X线示一侧椎体压缩变扁;②重度:三柱受损,一侧压缩性损伤,对侧张力性损伤(骨、韧带、椎板或小关节脱位)。

3.垂直压缩型损伤:爆裂型骨折

脊椎处于中立位,轴向受到压缩应力,前、中柱同时碎裂,前后纵韧带松弛,有时椎板有纵裂骨折。X线示椎体前中柱均变扁,椎体后缘突向椎管,特别是椎体后上角显著突入椎管。正位像示椎弓根间距增宽。CT示前、中柱爆裂,向四周移位,中柱骨片突入椎管。分以下5型(Denis)。

A型:椎体上下终板均破裂,多见于下腰椎强力的轴向压缩,无后凸畸型。

B型:椎体上终板破裂。胸腰段常见,是最常见的一型。轴向受屈曲应力,导致急性或晚期后凸畸形。

C型:下终板骨折,轴向伴屈曲应力,少见。

D型:轴向应力伴旋转应力,很不稳定,多见于中腰椎,要与屈曲旋转骨折脱位型相鉴别。本型椎体粉碎,椎弓距离增宽,骨片突入椎管,椎板纵形骨折。

E型:轴向压缩伴侧向屈曲,正位像椎弓根间距增宽,压缩侧骨块挤入椎骨,神经损伤率高。

4.过伸型损伤

又称伸直型骨折、分离过伸型骨折。脊椎处于过伸位,后柱受压缩应力导致关节突和椎板骨折,前椎受牵引损伤,多见于颈椎,胸腰椎不常见。

5.平移型损伤

又称剪力型损伤、骨折脱位型损伤。应力与椎间隙平行,脊椎受到前后方向或左右方向的水平剪力,关节突和韧带断裂,脊椎前后或侧方移位。移位>25%时,则所有韧带、椎间盘完全断裂,脊髓及神经常受损伤。

6.旋转型损伤

上位脊椎在下位脊椎上受到水平面上的旋转应力,单侧关节突脱位,严重的椎体间亦脱位,常合并肋骨、横突骨折。单独旋转型损伤少见,多与其他型同时发生,如屈曲旋转、侧屈旋转、平移旋转、垂直旋转。X线示脱位伴旋转移位。

(三)AO学派分类法

AO学派认为,完整的胸腰椎结构具备抗压、抗拉和抗旋转的能力。基于这种认识,他们在脊柱损伤大量研究的基础上提出了自己的分类方法。这种分类法是将胸、腰椎骨折依据抗压、抗拉和抗旋转张力的丧失程度,以 3—3—3 模式进行分类,具有容易判断预后和方便记录的优点。

类型A:椎体压缩性骨折。

A1:椎体挤压性骨折。

A2:椎体劈裂性骨折。

A3:椎体爆裂性骨折。

类型B:前后结构的牵伸损伤。

B1:以韧带破坏为主的后结构的牵伸损伤。

B2:以骨性结构破坏为主的后结构的牵伸损伤。

B3:通过椎间盘的前结构的牵伸损伤。

类型C:旋转暴力导致的前后结构损伤。

C1:A类骨折合并旋转暴力损伤。

C2:B类骨折合并旋转暴力损伤。

C3:旋转剪切损伤。

四、临床表现

受伤部位疼痛,腰部活动受限。伤椎和上位椎损伤严重者可出现角状后突畸形,腰椎骨折患者往往出现后腹膜血肿、腹胀、腹痛。当合并脊髓损伤时,依据损伤的部位、损伤的程度不同,可出现不同的体征。

(一)按脊髓损伤的程度和临床表现分类

1.脊髓震荡

脊髓震荡又称脊髓休克,是指脊髓功能性损害,脊髓无改变或少量渗出,或点状出血。暂时性运动、感觉、反射丧失,表现为弛缓性瘫痪。24h 内开始恢复,3~6周完全恢复。

2.脊髓不完全性损伤

脊髓不完全损伤综合征依据解剖及临床可分为以下 7 种。

Ⅰ型:完全性脊髓损伤。圆锥末受损,肛门反射、球海绵体反射存在或亢进,受伤平面整齐,完全性感觉、运动障碍,提睾反射阴性。

Ⅱ型:脊髓圆锥完全性损伤,损伤髓节 T_{10} 至 S_5。下运动神经元无损害。受伤平面整齐或感觉、运动丧失,生理反射消失,肛门反射和球海绵体反射消失。

Ⅲ型:不完全性圆锥马尾损伤,L_2 至 S_4 髓节不完全性损伤。感觉、运动障碍程度不一致或不对称,有下神经元损害表现,肛门反射和球海绵体反射均为阳性或减弱。

Ⅳ型:圆锥完全性损伤,马尾部分损伤。下神经无损害,球海绵体反射及肛门反射消失。

Ⅴ型:圆锥及马尾完全损伤。下运动神经元有损害表现,但平面低,不超过 L_2。临床上表现为 L_2 以下感觉、运动、反射完全消失。

Ⅵ型:单纯圆锥损伤,损伤髓节 S_2 至 S_5 骨盆底肌肉麻痹,下肢肌力正常;鞍区感觉消失,下肢无感觉障碍;膀胱、直肠功能失控;球海绵体反射和肛门反射消失。

Ⅶ型:单纯根性损伤,L_1 至 S_1 的个别马尾神经受损。不对称的单一或数根神经根支配区的感觉、运动麻痹,鞍区感觉正常,膀胱、直肠功能正常,球海绵体和肛门反射正常。

(二)按损伤部位分类

包括:①脊髓损伤;②脊髓圆锥损伤;③脊髓马尾损伤;④脊髓神经根损伤。

(三)脊髓损伤的分级与评定

脊髓损伤水平是指伤后保持正常脊髓功能的最低髓节,包括感觉和运动水平。评定包括感觉水平评定、运动水平评定、括约肌功能评定。

1.感觉水平检查和评定

感觉水平是指伤后保持正常脊髓感觉功能(痛觉、触觉)的最低髓节,左右侧可能不同。

检查方法:检查从上至下。检查全身 28 个皮区关键点,每个关键点左右两侧分别检查。每个关键点检查两种感觉:针刺觉(痛觉)和轻刺觉(触觉);每种感觉按3个等级评分:缺失为0分,障碍为1分,正常为2分,不能区别钝性和锐性刺激为0分。对每个皮区都要检查左右两侧,每侧都要检查针刺觉和轻刺觉。正常感觉总分224分。

针刺觉总分＝左侧针刺觉总分＋右侧针刺觉总分

触觉总分＝左侧触觉总分＋右侧触觉总分

感觉总分＝针刺觉总分＋触觉总分

2.运动水平的检查评定

运动水平是脊髓损伤后保持正常运动功能(肌力3级以上)的最低脊髓节段,左右两侧可以不同。检查身体两侧各自10个肌节的关键肌,以肌力至少3级的那块肌肉确定运动平面,但该平面以上的关键肌肌力必须正常(4~5级);检查顺序由上至下;肌力测定0~5级;运动总分＝左侧运动总分＋右侧运动总分。正常运动总分100分。

3.脊髓完全性损伤

包括脊髓横断、完全性脊髓损伤。

(1)脊髓横断:脊髓解剖学上完全断裂。临床表现:脊髓休克期后,没有任何感觉、运动恢复,仅指 T_{12} 以上的损伤。

(2)完全性脊髓损伤:脊髓内解剖学上连续,其组织学最终是神经组织退变坏死,以胶原组织替代,从神经组织细胞学上看,也相当于横断。临床表现同脊髓横断损伤,Holdsworzh 全瘫48h无恢复,功能永久性丧失。

(四)影像学检查

1.X线

X线是最基本的检查方法,正位片示椎体有无变形,椎弓根间距有无增宽;侧位片示椎体压缩程度、椎体脱位程度。上、下位椎体后缘移位程度X线评定如下。

(1)Ⅰ度:<25％。

(2)Ⅱ度:≥25％,<50％。

(3)Ⅲ度:≥50％,<75％。

(4)Ⅳ度:≥75％。

2.CT

CT是现代脊柱损伤的理想检查方法,它能提供椎体椎管矢状情况、脊髓受压程度及血肿大小,也能清楚显示椎体的破坏程度。三维重建更能完整判定脊柱损伤程度。此外,CT对椎间盘的判定也同样重要。椎间盘破裂,甚至没有椎体骨折脱位,如果没有处理,同样引起脊柱不稳。脊髓造影 CT 扫描可用于病变部位测定范围、血肿并发及椎间盘情况。椎管狭窄的 CT 测定:

(1)0 度:无狭窄。

(2)Ⅰ度:狭窄≤1/3。

(3)Ⅱ度:1/3<狭窄≤2/3。

(4)Ⅲ度:狭窄>2/3。

3.MRI

MRI 目前越来越成为脊柱骨折的重要检查手段。它能明确诊断后部的韧带损伤、损伤节段、椎间盘变性程度、椎间盘突出和碎骨块突入椎管、硬膜内出血等。特别是能清楚地显示脊髓损伤的程度及范围,是判断愈后的依据。但已经有过某些金属固定物的患者,MRI 检查受到限制。

急性期脊髓损伤主要病理改变为脊髓离断、水肿、出血。脊髓水肿是一种可逆性损伤,MRI 表现为水肿脊髓增粗,T_1 加权为等信号,T_2 加权为高信号。慢性期脊髓损伤主要的病理改变为继发性脊髓囊变或空洞形成、脊髓软化、脊髓瘢痕纤维化及陈旧性血肿。由于脊髓损伤后神经营养障碍,脊髓可能软化、萎缩变细,对此 MRI 均可清晰显示。

五、治疗

1.紧急治疗

腰椎骨折急救运输方法至关重要,应使患者保持平直状态,成一体滚动至木板上。

2.保守治疗

(1)椎体压缩不到 1/5 者,或年老体弱不能耐受复位及固定者可仰卧于硬板床上,在骨折部垫厚枕。3d 后行腰背肌锻炼。2 个月后骨折基本愈合,第 3 个月内可以下地稍许活动,3 个月后逐渐增加地面活动时间。

(2)椎体压缩高度超过 1/5 的青少年及中年伤者,在镇痛剂或局部麻醉后,用双桌法(25～30cm)过伸复位。棘突重新互相靠拢和后突的消失,提示压缩的椎体复位。即行过伸位石膏背心固定,时间 3 个月。

3.手术治疗

关于脊柱脊髓损伤的外科治疗,长期存在着保守与手术治疗两大学派。

对于无神经损伤的骨折,有以下表现时应行手术治疗:

(1)在侧位像上有超过 50% 的椎体高度丧失。

（2）在侧位像上有超过 20°的后凸畸形。

（3）在 CT 片上有超过 40%的椎管侵犯。

虽然保守疗法有花费少、可避免手术引发的并发症等优点，但它不能使受损的脊柱解剖复位，可加重后凸畸形，患者不能早期活动。目前，在胸腰椎骨折的治疗方面，手术治疗已经在很大程度上取代了非手术治疗，积极的手术治疗成为主要趋势。凡腰椎稳定性破坏、腰椎或腰椎间盘损伤导致脊髓或马尾受压、腰椎骨折脱位畸形严重者均需手术治疗。

关于腰椎骨折的手术选择应考虑两个方面：①是否并发有椎管受压和脊髓或神经损伤。②是否存在不稳定。胸腰椎骨折手术治疗的目标是：①骨折脱位的解剖复位并进行神经压迫的有效减压。②坚强固定以恢复并维持脊柱的稳定性。③减少创伤的并发症。椎管减压可通过直接减压或间接减压来完成。直接减压是通过前路或后外侧入路直接取出椎管内的骨块，间接减压则是通过对骨折上方及下方的骨性结构的牵张来完成。间接减压的真正生物力学机制至今仍不清楚，显然不可能仅仅借助后纵韧带的完整而使骨块回到其原来位置来产生复位。但是，一个部分完整的前纵韧带和完整的后纵韧带对使一个牵张结构发挥有效作用是必须的。如果情况不是这样，就会发生过度牵张，特别是当前纵韧带断裂时。如果当后凸的骨或椎间盘未复位而同时发生过度牵引，则存在进一步发生神经损害的可能。如果 MRI 显示后纵韧带断裂，则应考虑直接减压。

4.手术方法

腰椎骨折的治疗方法主要包括后路手术与前路手术。前、后路手术各有其优势与劣势，所以在治疗中应根据患者各自的特点选择合适的手术方法。当脊柱后部结构完整时，可采用后路手术利用韧带使骨折复位，恢复稳定。近期稳定来自于内固定，远期稳定来自于植骨融合。

（1）后路手术：目前，除涉及多节段骨折多行长节段内固定外，经椎弓根短节段内固定已成为胸腰椎骨折后路手术的主流。后路手术的优点在于：①后路手术显露简单，可应用局部麻醉，创伤小，操作较容易，椎板切除后可清楚显露硬膜及马尾。可以进行侧后方减压，解除椎体后缘凸入的骨块对脊髓及马尾神经的压迫。②通过椎弓根钉治疗胸腰椎骨折，固定节段少，可以最大限度保留脊柱的运动功能。③对于脊柱骨折伴有椎板骨折、硬膜损伤的，后路手术可以同时进行椎板减压及硬膜修补术。椎弓根螺钉有很好的固定效果。椎弓根的解剖位置和结构决定它能够控制脊柱运动，并将应力传递到前部椎体。因此，通过两侧椎弓根进入椎体的螺钉，不但可以与椎骨牢固结合，而且可以有效地控制整个椎体，具有三椎固定和矫形功能,这是借助椎弓根进行内固定的力学基础。

缺点主要有以下几方面:①部分骨质疏松患者,术后发生螺钉在松质骨内因切割作用而致复位丢失。②椎弓根螺钉及内置物过度负荷而疲劳断裂。③椎体复位后,椎体高度虽然大部分恢复,但椎体内骨小梁支架结构并未同时恢复,致使椎体呈空壳样变,失去支撑能力,内固定取出后出现塌陷和矫正度丢失。

(2)前路手术:近年来,前路手术已越来越多应用在临床。关于椎管前方减压应选择胸腹联合入路或经腹入路显露脊椎,在脊椎显露后,应尽量少结扎节段血管,必须仔细处理节段血管止血。术中定位准确后应将伤椎及上下椎间盘去除,尤其是椎体后部的结构,因为它是压迫脊髓的主要结构。有三面皮质骨的髂嵴、人工骨、腓骨常常被用来作为支撑骨植骨。近年来,钛笼常被使用。使用钛笼必须结合自体松质骨移植,以确保它与两端椎体连接处发生融合并完全骨化。它可以避免因骨质疏松或骨质软化症使插入植骨失败。

前路手术的优点:①可直接解除损伤的骨块、纤维环等组织对损伤节段脊髓的压迫。②可直接在损伤节段椎体之间进行可靠的植骨。固定范围较后路手术小。在维持脊柱前柱高度方面,前路内固定更可靠。③前路内固定可以保留后柱结构的完整性。缺点是:①手术入路复杂,损伤大、出血多、对术者的技术要求高。②不能探察脊髓及马尾神经,也不能对其损伤进行直接治疗。

六、腰椎附件损伤

1.棘突骨折

这种骨折大多为撕脱性骨折,是斜方肌和菱形肌骤然猛烈收缩把肌肉起止点附着的棘突撕脱而造成的棘突骨折。棘突骨折的患者,有明显的疼痛,局部肿胀,并且查体时有明显的压痛。合并筋膜损伤者可见皮下淤血。棘突骨折不影响脊柱的稳定性。对棘突骨折的患者,一般只需要休息和对症治疗。

2.横突骨折

横突骨折常发生于腰椎。通常是腰方肌抵抗阻力而剧烈收缩引起的。常常伴有腰背筋膜广泛撕裂而形成腹后壁血肿。患者出现腹痛和腹肌强直等症状。这应和腹内脏器损伤相区别。对横突骨折的处理,除对症治疗外,患者需要卧床休息2～3周,带支具外固定活动。

3.关节突骨折

腰椎受到过伸暴力的作用,可致关节突骨折,患者以局部疼痛为主。某些患者可出现类似腰椎间盘突出症的神经根症状。X线正位、侧位、斜位摄片及CT检查,可见到关节突骨折线,有助于确定诊断。对单纯关节突骨折可保守治疗,如合并有神经根受压症状者可行减压治疗。

第四节　椎管狭窄

一、颈椎管狭窄

(一)概述

颈椎管狭窄是指构成颈椎管各解剖结构因发育性或退变性因素造成骨性或纤维性退变引起的一个或多个平面管腔狭窄,导致脊髓血液循环障碍、脊髓及神经根压迫症状的病症。好发部位为下颈椎,以颈$_{4\sim6}$节段最多见,发病缓慢。

(二)诊断步骤

1.病史采集要点

(1)年龄:颈椎管狭窄多见于中老年人。

(2)感觉障碍:患者始发症状为四肢麻木、过敏或疼痛。四肢可同时发病,也可以一侧肢体先出现症状,但大多数患者先从上肢开始,尤以手臂多发。躯干部症状有第2或第4肋以下感觉障碍,胸、腹或骨盆区发紧,谓之"束带感",严重者可出现呼吸困难。

(3)四肢活动:感觉障碍之后常出现四肢无力、僵硬活动不灵活的现象。大多数患者从双手持力差、持物易坠落,下肢无力、沉重,脚落地似踩棉花感开始,重者站立行走不稳,逐渐发展严重者可出现四肢瘫痪。

(4)大小便障碍:一般出现较晚。早期为大小便无力,以尿频、尿急及便秘多见,晚期可出现尿潴留、大小便失禁。

2.体格检查要点

(1)颈部:颈椎活动受限不明显,颈棘突旁或其旁肌肉可有轻压痛。

(2)感觉:躯干及四肢常有感觉障碍,但不规则,躯干两侧可以不在同一个平面,也可能有一段区域感觉减退,而腰以下正常。深感觉如位置觉和振动觉仍存在。

(3)反射:浅反射如腹壁反射、提睾反射多减弱或消失。肛门反射常存在,腱反射多明显活跃或亢进,Hoffmann 征单侧或双侧阳性,下肢肌肉痉挛侧可出现Babinski 征阳性,髌、踝阵挛阳性。

(4)肌力及肌张力:四肢肌肉萎缩、肌力减退,肌张力增高。肌萎缩出现较早且范围广泛,尤以发育性颈椎管狭窄患者明显。

3.辅助检查要点

(1)X线片:目前公认的诊断颈椎管狭窄方法主要有两种:①Murone 法,即利用颈椎标准侧位片测量椎体后缘中点至椎板、棘突结合部之间的最小距离即椎管矢状径,小于 12mm 为发育狭窄,小于 10mm 为绝对狭窄。②比值法,即利用椎管矢状径和相应椎体矢状径(自椎体前缘中点至椎体后缘中点连线),三节以上的比值均小于 0.75 者为发育性颈椎管狭窄。还可见颈椎生理前屈减少或消失,椎间隙变窄,椎体后缘骨质增生,椎弓根短而厚及内聚等改变。

(2)CT 扫描:可清晰显示颈椎管狭窄程度及改变,如椎体后缘增生,后纵韧带钙化,椎弓根变短,椎板增厚,黄韧带增厚等。CT 尚可通过测量椎管与脊髓的横截面积来诊断颈椎管狭窄,正常人颈椎管横截面积在 $200mm^2$ 以上,而颈椎管狭窄者最大为 $185mm^2$,平均要小 $72mm^2$,椎管与脊髓面积之比值正常人为2.24∶1,而颈椎管狭窄者为 1.15∶1。

(3)MRI 检查:本病 MRI 表现主要为椎管均匀狭窄;黄韧带退变增厚,形成褶皱并突入椎管内,多节段受累时表现为搓衣板状影像;椎间盘突出伴骨赘形成,单节段受累者呈半月状,多节段受累时为花边状影像;黄韧带皱褶和椎间盘突出并压迫硬膜和脊髓,导致狭窄的椎管在某些节段形成前后嵌夹式狭窄,呈现蜂腰状或串珠样改变。

(4)椎管造影:椎管造影对于确定颈椎管狭窄部位和范围及手术方案制定具有重要意义。主要有两种表现:完全梗阻时正位片呈毛刷状,侧位片上呈鸟嘴状;不完全梗阻时可见碘柱呈节段性充盈缺损,外观呈串珠状,提示椎管前方及后方均有压迫。

(三)诊断对策

1.诊断要点

(1)病史及症状:患者多为中老年,发病慢,逐渐出现四肢麻木、无力、行走不稳等脊髓受压症状,往往从下肢开始,双脚有踩棉花感觉,躯干部有"束带感"。

(2)体征:患者呈痉挛步态,行走缓慢,四肢及躯干感觉减退或消失,肌力减退,肌张力增高,四肢腱反射亢进,Hoffmann 征阳性,严重者存在踝阵挛及 Babinski 征阳性。

(3)影像学结果:X线片及 CT 显示椎管矢径小于 12mm,椎管与椎体矢径比值小于 0.75。椎弓根变短,关节突增生、肥大并突入椎管内。MRI 示椎管矢状径变窄,脊髓呈蜂腰状或串珠样改变。椎管造影示完全或不完全梗阻,不完全梗阻者呈节段性狭窄改变。

2.临床类型

(1)发育性颈椎管狭窄:颈椎在胚胎发生和发育过程中由于某种因素造成椎弓发育过短,导致椎管矢状径小于正常长度。幼年时无症状,但随发育过程和其内容物逐渐不相适应时则出现狭窄症状。

(2)退变性颈椎管狭窄:是最常见的类型。中年以后脊柱逐渐发生退变,其发生的迟早和程度与个体差异、职业、劳动强度、创伤等有关。其病因主要是颈椎间盘退变、椎体后缘骨质增生、黄韧带肥厚、椎板肥厚、小关节肥大。这些因素均可导致椎管容积减少,脊髓受压。此时如遭受创伤,即使轻微创伤也可引起某个节段骨或纤维结构破坏,使椎管内缓冲间隙减小,而发生相应节段颈髓受压。

(3)医源性颈椎管狭窄:该症因手术引起,主要因手术创伤及出血瘢痕组织形成,与硬膜囊粘连并造成脊髓压迫;椎板切除过多或范围过大,未行骨性融合导致颈椎不稳引起继发性、创伤性和纤维结构增生性改变;颈椎前路减压植骨术后,骨块突入椎管;椎管成形失败。

(4)其他病变和创伤所致的继发性颈椎管狭窄:如颈椎病、颈椎间盘突出症、颈椎后纵韧带骨化症、颈椎肿瘤、颈椎结核和创伤等。但这类疾病是独立性疾病,颈椎管狭窄只是其病理表现的一部分,故不宜诊断为颈椎管狭窄。

3.鉴别诊断要点

(1)脊髓型颈椎病:是由于颈椎间盘退变或骨赘引起脊髓压迫症状,好发于40～60岁,常为多节段病变,以侵犯锥体束为主,表现为手足无力、下肢发紧、行走不稳、手握力差、持物易坠落,有时感四肢麻木,脚落地似踩棉花感。重者行走困难,大小便失禁,甚至四肢瘫痪。与颈椎管狭窄症难以鉴别,行 MRI 检查多能诊断。

(2)颈椎后纵韧带骨化症:仅以临床症状及体征难以鉴别,需借助影像检查。在侧位 X 线片上可见椎体后有钙化阴影,呈长条状。CT 上可见椎体后方有骨化块,脊髓压迫症状常较严重。

(3)椎管内肿瘤:表现为脊髓进行性受压,患者症状有增无减,从单肢发展到四肢,感觉及运动障碍同时出现。X 线片可见椎间孔扩大、椎弓根变薄、距离增宽,椎体或椎弓根破坏。如瘤体位于髓外硬膜下,脊髓造影可见杯口样改变。脑脊液蛋白含量明显增高。CT 或 MRI 检查对鉴别诊断有帮助。

(4)脊髓空洞症:好发于青年人,病程缓慢,痛温觉与触觉分离,尤以温度觉减退或消失更为突出,脊髓造影通畅。MRI 可确诊,见颈髓呈囊性改变、中央管扩大。

（5）肌萎缩型脊髓侧索硬化症：是运动神经元性疾病，病症先上肢后下肢，呈进行性、强直性瘫痪，无感觉障碍及膀胱症状。椎管矢径正常，脊髓造影通畅。

（四）治疗

治疗原则：本病以手术疗法为主，除非症状较轻的早期，否则难以改变本病病理解剖基础。手术应做到有针对性地进行致压节段的减压。

1.非手术治疗

主要用于早期阶段及手术疗法前后。以颈部保护为主，辅以药物及一般对症治疗。牵引疗法适用于伴有颈椎间盘突出及颈椎节段性不稳的病例。推搬及推拿疗法对此种病例应视为禁忌证。平日注意颈部体位，不可过伸，更不宜长时间或突然屈颈，尤其是在有骨刺情况下，易引起脊髓损伤。

2.手术治疗

（1）手术方式：主要有两种。

1）前路减压术：前路减压术分两类：一类为摘除椎间盘突出物，把凸向椎管的髓核及纤维环彻底刮除；另一类是摘除硬性突出物减压，把凸向椎管或根管的椎间盘连同骨赘一起切除或将椎体开一骨槽，并同时植骨。

2）后路减压术：主要有以下几种。

全椎板切除脊髓减压术：①局限性椎板切除椎管探查减压术：一般切除不超过3个椎板，术中切断束缚脊髓的齿状韧带。脊髓受挤压明显时，可以不缝合硬脊膜。②广泛性椎板切除减压术：适用于发育性或继发性颈椎管狭窄症患者，颈椎管矢径小于10mm或在10～12mm而椎体后缘骨赘大于3mm患者或脊髓造影显示颈髓后方有明显受压且范围较大患者。一般切除颈$_{3\sim7}$的5个椎板，必要时可扩大切除范围，如关节突增生明显压迫神经时，应部分切除关节突。本术式可直接解除椎管后壁压迫，减压后颈髓后移可间接缓解来自前方的压迫。术后瘢痕广泛形成和收缩，导致术后早期功能恢复满意，远期症状常可加重，还因颈椎后部结构切除广泛而致颈椎不稳，甚至有前凸或后凸畸形。

一侧椎板切除脊髓减压术：该手术目的在于既能解除颈髓压迫、扩大椎管，又能保留颈椎后路大部分稳定结构。其椎板切除范围从棘突基地部至外侧关节突基底部保留关节突。纵向切除长度为颈$_{2\sim7}$。该手术术后可保证颈椎的静力和动力学稳定，有效持久地保持扩大椎管的容积，术后瘢痕仅为新椎管周径的1/4。

后路椎管扩大成形术：该手术分为单开门和双开门两种方法。单开门指椎板向一侧翻开并将其悬吊于下位棘突尖部。双开门指切除所要减压棘突，在正中部切断椎板向两侧掀开,扩大椎管将咬除的棘突或髂骨取骨用钢丝固定在两侧掀开的中间。开门术后椎管矢状径增大且呈椭圆形,瘢痕组织较少与硬膜粘连故不致压迫脊髓,同时保留椎板可进行植骨融合使椎管稳定性增加。

棘突悬吊术:该术式首先咬除部分棘突,在小关节内缘作双侧全层椎板切开,把最下端的棘上和棘间韧带去除,黄韧带也去除。在靠近最下端的邻近棘突上做一骨槽。在最下端棘突上用钢丝或丝线同邻近棘突上骨槽缝合在一起,使之成为骨性融合,两侧放上脂肪。此法实质是保留棘突完整性和连续性的双侧椎板减压术,为了保留椎管后方骨性结构并使其呈漂浮状,可向后方移动,从而获得疗效。

(2)后路手术并发症:手术暴露椎板前过程中可出现局部麻醉针头过深致误伤脊髓或误将麻醉药注入硬膜外腔;由于枕颈部血管丰富,止血不确切或手术时间长导致血容量急剧下降;少数出现椎节定位错误。进入椎管后可出现硬膜损伤、脊神经根损伤、脊髓损伤,少数手术超过颈,以上者可出现睡眠性窒息,表现为低血压、心动过缓及呼吸功能不稳,可因呼吸功能完全障碍而死亡。术后可出现颈深部血肿、脑脊液漏、植骨块脱落、切口感染、皮肤压迫坏死及颈椎不稳和成角畸形。

二、胸椎管狭窄

(一)概述

胸椎管狭窄是指由于发育或退变因素引起的胸椎管矢状径或椎管横截面容积变小,导致脊髓或神经根受压,并出现相应的症状和体征。本病以下胸椎为主,以胸$_{6\sim12}$最为常见,其次为上胸椎。导致胸椎管狭窄的常见原因有黄韧带骨化、椎体后缘骨赘、椎板增厚、关节突增生肥大、后纵韧带骨化、发育性椎管狭窄等。

(二)诊断步骤

1.病史采集要点

(1)年龄:本病发生于 50 岁以上的中老年人。

(2)起病与发展:起病缓慢,一旦发病多呈进行性加重,缓解期少而短,病情发展快慢不一,快者数月即发生截瘫。

(3)感觉障碍:起初可出现下肢麻木,双下肢可同时发病,也可先一侧发病再累及另一侧。半数患者可出现假性腰椎根性综合征,表现为腰腿疼痛,可放射至臀部及下肢,疼痛多不严重。也可出现胸神经根受损症状,表现为胸背部烧灼样或刺激症状,向前及向外侧沿肋间神经放射,咳嗽时加重,易误诊为心脏病,半数病例有胸腹部束带感或束紧感,胸闷、腹胀,如病变平面高而严重者有呼吸困难。

(4)四肢活动:早期表现为下肢麻木、无力发凉、僵硬不灵活,双下肢可同时发病,也可先一侧发病再累及另一侧。半数患者有间歇性跛行,行走一段距离后症状加重,需弯腰或蹲下休息片刻后才能行走。较严重者站立及行走不稳,需持双拐或扶墙行走,严重者截瘫。

(5)大小便障碍:大小便功能障碍出现较晚,多为解大小便无力,尿失禁少见。

2.体格检查要点

(1)步态:多呈痉挛步态,行走缓慢。

(2)胸椎:多无畸形,偶有轻度驼背、胸椎侧弯,70%患者胸椎压痛明显,压痛范围较大,棘突叩击痛并有放射痛。

(3)感觉:大多数胸椎管狭窄表现为上运动神经元损害体征,查体可发现受损部位以下皮肤感觉减退或消失,常见胸部及下肢感觉减退或消失,胸部皮肤感觉节段性分布明显,准确检查有助于确定狭窄上界。

(4)反射:表现为膝、跟腱反射亢进,腹壁反射及提睾反射减弱或消失,Babinski等病理征阳性,可有髌阵挛或踝阵挛等上运动神经元损害表现。如病变位于下胸椎,由于脊髓腰膨大或圆锥受到压迫,可表现广泛下运动神经元性损害,此时可出现膝、跟腱反射减弱,病理征阴性。少数患者同时存在上、下神经元损害症状。

(5)肌力及肌张力:常见肌力减退,肌张力升高,病变位于下胸椎可有肌肉萎缩,肌张力减低。

3.辅助检查要点

(1)X线片:一般可显示不同程度的退变性征象,椎体骨质增生可以很广泛,也可为1～2个节段;椎弓根短而厚;后关节增生肥大、内聚,上关节突前倾;椎板增厚,椎间隙变窄。在这些征象中侧位片上关节突肥大增生突入椎管,是诊断本症重要依据。平片另一突出征象为黄韧带骨化和后纵韧带骨化。个别患者可显示脊椎畸形如圆背畸形,连续几个椎体呈前窄后宽,脊髓节段分节不全,脊椎隐裂,棘突分叉,侧弯畸形等。

(2)MRI:MRI可清楚显示压迫脊髓的病因、脊髓受压的程度及脊髓损害状况。由于可以较大范围显示脊柱和脊髓的情况,MRI是目前确定诊断及鉴别诊断最有价值而快捷的方法,但是MRI对于骨性结构的显示尚有不足之处。因此,对确定有胸椎管狭窄拟行手术治疗,需要进一步了解椎管狭窄的更详细情况时,可在MRI检查基础上对压迫部位再加作CT平扫。

(3)CT检查:CT扫描可清晰显示胸椎管狭窄的程度和椎管各壁的改变情况。椎体后壁增生、后纵韧带骨化、椎弓根变短、椎板增厚、黄韧带增厚及骨化等可使椎管矢径变小;椎弓根增厚内聚使横径变短;后关节突增生、肥大、关节囊增厚骨化使椎管呈三角形或三叶草形。

（4）脊髓造影：可确定狭窄部位及范围，为手术治疗提供比较可靠的资料。完全梗阻时只能显示椎管狭窄下界，正位片常呈毛刷状，侧位片呈鸟嘴状常能显示主要压迫来自后方或前方。不完全梗阻时可显示狭窄全程，受压部位呈节段状充盈缺损。

（5）皮质诱发电位检查：不完全截瘫或完全截瘫病例其皮质诱发电位均有改变，波幅峰值下降以至消失，潜伏期延长。椎板减压后皮质诱发电位出现波峰恢复，截瘫好转。皮质诱发电位可用于术前检查脊髓损害情况，且术后皮质诱发电位波峰出现预示脊髓恢复较好。

（6）奎氏试验及化验检查：腰穿时可先做奎氏试验，多数呈不完全梗阻或完全梗阻，部分患者无梗阻。脑脊液检查：蛋白多升高，细胞计数偶有升高，糖和氯化物正常，细胞学检查无异常。

（三）诊断对策

1.诊断要点

（1）患者多为中年人，无明显原因逐渐出现下肢麻木、无力、僵硬不灵活等截瘫症状，呈慢性进行性或因轻外伤而加重。

（2）清晰的 X 线片显示胸椎退变、增生，特别注意侧位片有关节突肥大、增生、突入椎管，侧位断层片有无黄韧带骨化和（或）胸椎后纵韧带骨化。并排除脊椎外伤及破坏性病变。

（3）脊髓造影呈不完全或完全梗阻。

（4）CT 可见关节突关节肥大向椎管内突出，椎弓根短，无黄韧带骨化或胸椎后纵韧带骨化致椎管狭窄。

（5）磁共振可显示椎管狭窄，有无椎间盘突出及脊髓改变。

根据以上各点诊断无困难，仅根据1、2、5项即可明确诊断。

2.临床类型

胸椎管狭窄狭窄的平面、范围以及压迫主要来自何方有所不同，治疗方法也不同。为指导治疗和选择正确治疗方法，故进行如下分类。

（1）单椎关节型：椎管狭窄病理改变位于一个椎间及关节突关节。截瘫平面 X 线片有关节突肥大等表现，脊髓造影、CT 等改变均在同一平面。约占病例的 10%。

（2）多椎关节型：胸椎管狭窄病理改变累及连续的多个椎节，以 5～7 个椎节为主，约占病例的 80%。此组病例的临床截瘫平面多在狭窄段的上界，脊髓造影完全梗阻者多在狭窄段的下界,不完全梗阻则显示多节段狭窄,狭窄段全长确定主要依据 X 线侧位片上关节突肥大增生突入椎管的椎节数或由造影完全梗阻为下界,截瘫平面为上界计算其椎节数。磁共振可显示狭窄段。

(3)跳跃性多椎关节型:约占病例的 6％,例如上胸椎有 3 节狭窄,中间 2 节无狭窄,下胸又有 3 节狭窄,即胸$_{2\sim4}$胸$_{6\sim8}$狭窄都在胸椎。截瘫平面在上胸椎者为不完全瘫痪,下端狭窄较严重,截瘫也较严重,脊髓造影显示不完全梗阻。MRI 可显示椎管狭窄和全长。

(4)后纵韧带骨化型椎管狭窄:此型椎管狭窄既有后纵韧带压迫又有后面及侧后椎管壁增厚的压迫。

(5)伴椎间盘突出型:见于单椎关节型及多椎关节型合并有椎间盘突出,患者多有轻微外伤史,脊髓造影、MRI 显示突出的压迹在脊髓前方,但同时伴后方压迫。

3.鉴别诊断要点

(1)胸椎结核:一般都有结核病史和原发病灶,脊柱 X 线片可见椎体破坏,椎间隙变窄和椎旁脓肿阴影。患者多有消瘦、低热、盗汗和红细胞沉降率增快的表现。

(2)肿瘤:胸椎转移性肿瘤全身状况很差,可能找到原发肿瘤,X 线片显示椎体破坏。与椎管内良性肿瘤鉴别较困难,X 线片无明显退行性变,可有椎弓根变薄、距离增宽、椎间孔增大等椎管内占位征象,造影显示髓内肿瘤呈杯口状改变,胸脊液蛋白量显著增高。

(3)(单纯)胸椎间盘突出:往往缺少典型临床症状,需脊髓造影、CT、MRI 等特殊检查才能区别,在椎间盘平面有向后占位的软组织影,多有明显外伤史。

(4)脊髓空洞:多见于青年人,好发于颈段,发展缓慢,病史长,有明显而持久的感觉分离,痛温觉消失,触觉和深感觉保存,蛛网膜下腔无梗阻,脑脊液蛋白含量一般正常,MRI 显示脊髓内有破坏灶。

(5)肌萎缩性及原发性侧索硬化症:尽管有广泛的上运动神经元和下运动神经元损害的表现,但无感觉和括约肌功能障碍。

外伤性硬膜外血肿、单侧后关节突骨折、蛛网膜囊肿有明显外伤史,起病急,X 线片无异常,造影时注意区别。

(四)治疗

治疗原则:对退变性胸椎管狭窄,目前尚无有效的非手术疗法,手术减压是解除压迫、恢复脊髓功能唯一有效方法。因此一旦确诊,即应尽早手术治疗,特别是脊髓损害发展较快者,应尽快手术。

1.手术途径选择

（1）后路全椎板切除减压术是首选方法，可直接解除椎管后壁的压迫，减压脊髓轻度后移，间接缓解前壁的压迫；减压范围可按需要向上下延长，使直视手术操作较方便和安全；合并有旁侧型椎间盘突出者可同时摘除髓核。

（2）以后纵韧带骨化为主要因素的椎管狭窄，尤以巨大孤立型后纵韧带骨化，后路手术效果不佳，会引起症状加重，应从侧前方减压切除骨化块，可解除脊髓压迫。

（3）胸椎管狭窄合并中央型椎间盘突出时，从后路手术摘除髓核很困难，且易损伤脊髓及神经根，以采用侧前方减压为宜。侧前方入路可切除后纵韧带骨化块、严重椎体后缘增生骨赘和摘除突出的髓核，还可以切除一侧椎弓根、后关节、椎板及黄韧带以充分减压。中下段胸椎侧前方减压术因脊髓大根动脉的 10% 来自左侧肋间动脉，故以选择右侧入路为好。如从左侧入路，应注意保护肋间动脉及根动脉，切勿轻易结扎。

（4）有的胸椎管狭窄患者同时存在严重的颈椎管或腰椎管狭窄，均需手术治疗。若狭窄段互相连续可一次完成手术。若狭窄段不连续，一次手术难以耐受者，要分次完成手术，先行颈椎后行胸椎或先行胸椎后行腰椎手术。

2.手术方法

常用手术方法包括全椎板切除脊髓减压术、整块半关节突椎板切除减压术、侧前方减压术、椎板关节突增厚伴椎板切除术。手术方式选择应依据上述原则进行。

3.治疗效果

治疗效果以截瘫完全恢复为优；恢复自由行走，括约肌完全主动控制，但肌力不正常或有麻木感，存在病理反射为良；减压术后感觉运动及括约肌功能有进步，但不能自由行走，需要拐杖辅助或尚不能起床者为进步；较术前无进步者为差；术后病情加重由不完全截瘫成为完全截瘫者为加重。

三、腰椎管狭窄

（一）概述

先天发育性腰椎管狭窄源于先天椎管发育不全，以至椎管本身或根管矢状径狭窄而致使脊神经根或马尾神经遭受刺激或压迫并出现一系列临床症状。因后天伤病而引起的椎管狭窄属于继发性（或获得性）椎管狭窄。

临床上腰椎管狭窄是导致腰痛或腰腿痛最为常见的疾病之一，是一种慢性、进行性硬膜囊及马尾神经受累疾病，是由椎管或根管狭窄引起内容物受压而出现相应的神经功能障碍。最常见发病节段为腰$_{4\sim5}$,其次是腰$_5$骶$_1$和腰$_{3\sim4}$,常常呈对称性发病。

(二)诊断步骤

1.病史采集要点

(1)年龄:发育性椎管狭窄虽多属胎生性,但真正发病年龄多在中年以后,主要因退变所致发病者发病年龄要大于前者10~15岁,因此多见于老年人。

(2)间歇性跛行:此表现是腰椎管狭窄的一个典型临床表现,即行走一定距离后出现一侧下肢或双侧下肢的麻木、疼痛、酸胀、无力等感觉,大多在股外后至小腿外后或外前,停止走步或稍向前弯腰后下肢症状消失,然后再向前走至一定距离后又出现上述症状,经休息又缓解。随病情发展行走距离越来越短,坐或蹲踞频率越来越高,休息时间越来越长。腰椎管狭窄压迫马尾神经可发生马尾性间歇性跛行,其可分为姿势型跛行和缺血性跛行。姿势型跛行发生于长时间站立不动或伸腰时,发病后只要改变体位,将身体前屈或蹲下或弯腰行走疼痛即消失,患者常保持弯腰动作,症状出现与伸腰有关系,因伸腰时黄韧带突出增加,加重压迫程度。患者俯卧及仰卧均可增加疼痛,只有侧卧位屈膝才能缓解疼痛。缺血性跛行发生于行走或下肢活动时,疼痛呈肌肉痉挛性,发生于两小腿前外侧的肌群较多。停止行走或停止下肢活动疼痛即消失。这种发病与腰椎伸直无关,改变体位将不受影响,但与血内的氧张力有明显关系。

(3)腰腿痛:多数患者有长期下腰背、臀部及大腿后部疼痛史,随病情发展疼痛位置下移至小腿前外侧,常伴有感觉异常或局部麻木。有些患者有鞍区麻木、胀感和针刺样疼痛感觉。部分侧隐窝狭窄患者出现较典型的坐骨神经痛,压迫腰$_5$神经根时从臀后、股外后至小腿前外、足背麻木疼痛,压迫骶$_1$神经根时,麻木疼痛位于足外缘、小腿外后及股后外至臀部,症状持续且相对固定,无明显走路加重、休息缓解表现。

(4)大小便及性功能:少数患者可出现性功能与大小便功能障碍。

2.体格检查要点

(1)症状、体征分离:主要表现为症状重、体征轻。患者自述症状明显,到医院检查时由于等待休息而症状消失,医师体检时常无阳性体征,这是中央型腰椎管狭窄的一个特点。

(2)腰部局部体征:腰椎前凸减少,矢状位上变得平直,患者常有脊柱侧弯,病变处有压痛,椎旁肌有痉挛,腰后伸受限。

(3)感觉、反射、肌力:可出现受损神经支配区域皮肤感觉减退或消失,反射减弱或消失,若脊髓锥体束受压可出现病理征阳性及踝阵挛阳性,同时可出现肌力减退改变。

(4)腰椎过伸试验:患者背向医生站立,髋膝伸直,做腰背后伸,检查需扶住患者背部,协助其后伸,在站立时无症状,后伸 10～20s 出现一侧或双下肢酸麻者为阳性,此乃因腰后伸时黄韧带向内挤压腰椎管变小影响血供而出现症状。腰椎过伸试验阳性是本症的重要体征。

(5)弯腰试验:嘱患者加快步行速度则疼痛出现,如果继续行走患者需要弯腰来减轻疼痛。该试验阳性提示腰椎管狭窄。

(6)直腿抬高试验:直腿抬高试验多为阴性,无明显放射疼痛。侧隐窝狭窄患者可出现直腿抬高试验阳性。

(7)屈颈试验:多为阴性。

3.辅助检查要点

(1)X 线片:可见椎管矢状径小,椎板、关节突及椎弓根异常肥厚,两侧小关节移向中线,椎板间隙狭窄。侧位片上可测量椎管矢状径,14mm 以下者提示椎管狭窄,14～16mm 为相对狭窄。在附加因素下可出现症状,也可用椎管与椎体比值判定是否狭窄。椎弓根上切迹矢状径变短,大多小于 5mm,在 3mm 以下者即属侧隐窝狭窄症,上关节突冠状部内缘内聚也提示可能有侧隐窝狭窄性改变。

(2)CT 检查:观察关节突肥大,椎板增厚特别是侧隐窝情况,仅显示椎管及根管断面形态不易了解狭窄全貌。

(3)MRI:可显示腰段椎管情况,硬膜后方受压节段黄韧带肥厚,腰椎间盘膨出或突出或脱出,马尾有无异常,脊神经根是否受压等可清楚显示腰椎管全貌。

(4)脊髓造影:椎管狭窄可出现尖形中断、梳状中断及蜂腰状改变,基本可了解狭窄全貌;侧隐窝狭窄可出现神经根显影中断,提示侧隐窝狭窄或神经根受压,但不易与椎间盘突出症所致压迫区别,本检查属侵入式检查。

(5)皮质诱发电位:做股、胫、腓 3 神经的皮质诱发电位,皮质诱发电位较临床体征更敏感,中央型腰椎管狭窄可无临床阳性体征,但腓总或胫后神经皮质诱发电位可有改变,潜伏期或波幅降低。特别是股神经皮质诱发电位,对腰椎管狭窄的节段长度有重要意义,其改变提示狭窄累及腰$_{3\sim4}$神经。

(三)诊断对策

1.诊断要点

(1)腰椎管狭窄诊断:诊断应注意区分是中央型腰椎管狭窄还是侧隐窝狭窄,还是两者混合。

1)中央型腰椎管狭窄：①中年以上患者长期出现腰骶部疼痛、两侧性腿不适、马尾神经性间歇性跛行。②静止时体检无阳性发现，腰椎过伸试验和弯腰试验阳性，直腿抬高试验阴性，腰椎间及椎旁无明显压痛。③X线片可见椎管矢状径小，椎板、关节突及椎弓根异常肥厚，两侧小关节移向中线，椎板间隙狭窄。侧位片上测量椎管矢状径14mm以下者提示椎管狭窄，14～16mm为相对狭窄，在附加因素下可出现症状，也可用椎管与椎体比值判定是否狭窄。④CT、MRI及脊髓造影：显示腰椎管矢状径变窄及硬膜囊受压明显。

2)侧隐窝狭窄：①中年以上患者腰腿痛、间歇性跛行、根性症状。②体征类似腰椎间盘突出症，小腿相应神经支配区麻木，踇趾背屈肌力减弱（腰$_5$），跟腱反射减低或消失（骶$_1$）等，直腿抬高试验可阳性，可有椎旁压痛。③X线片可见椎弓根上切迹矢状径变短，大多小于5mm，在3mm以下者即属侧隐窝狭窄症，上关节突冠状部内缘内聚也提示可能有侧隐窝狭窄性改变。④CT、MRI及脊髓造影显示侧隐窝狭窄，神经根受压。

临床医生应注意侧隐窝狭窄常常与中央型腰椎管狭窄合并存在。另外MRI、CT及脊髓造影虽然在诊断腰椎管狭窄中有重要意义，但这必须是在与临床表现相符的情况下才具有重要诊断意义。仅有影像学改变而无临床表现时不能诊断腰椎管狭窄。若临床症状及体征很明显，而影像学检查显示病变不重时也应诊断为腰椎管狭窄。因此当影像学表现腰椎管内改变的轻重与临床并不完全一致时，临床医生应根据临床表现结合影像学阳性所见做出诊断，不可仅凭影像学改变做出临床诊断。

(2)腰椎管狭窄长度：腰椎管狭窄不会仅有一个节段，常是多个节段。腰$_4$受累最多，其次腰$_3$、腰$_5$，再次腰$_2$。长度取决于：

1)临床症状有无大腿前或前外侧疼痛，膝腱反射是否降低。

2)MRI腰椎管狭窄节段是否达腰$_3$，甚至腰$_2$。

3)皮质诱发电位股神经是否有病理状态。

具有以上三项者表示狭窄段达腰$_3$及腰$_2$。

(3)并存疾病：腰椎管狭窄常并存腰椎退变性滑脱，以腰$_4$最多，腰$_3$次之，对此应检查滑脱椎间隙稳定性。此外还常合并有腰椎间盘突出症，这些并存症是腰椎退变的一部分，应一次处理。

2.临床类型

临床上一般将腰椎管狭窄分为以下两大类。

(1)先天发育性椎管狭窄：本型称为原发性腰椎管狭窄，临床上又可分为以下两种类型。

1)特发性腰椎管狭窄:其特点有椎管矢径狭小,尤以中部多见;多节椎管发病,一般在两节以上;椎板头侧缘矢径与椎板尾侧缘矢径比值正常在1以下,如大于或等于1则为发育性椎管狭窄。占所有病例的1%～2%。

2)软骨发育不全性腰椎管狭窄:临床少见,其为本病诸多症状中的一种表现。

(2)后天获得性腰椎管狭窄症:包括以下几种类型。

1)退变性腰椎管狭窄:是最常见的一种类型,占病例的60%。椎间关节退变起源于椎间盘膨出、椎间隙狭窄、椎体后缘增生、黄韧带肥厚、小关节增生肥大、椎间节段性失稳、水平位移等,均可造成椎管内马尾神经受压。临床上本型又可分3种类型:①中央型:病变主要位于椎管,临床上常见。②周围型:其病理改变位于根管;可为一侧或双侧,以后者为多见。③退变性脊椎滑脱:因椎节松动以致引起腰段或腰骶段以纤维性管道狭窄为主、骨性管道狭窄为次的椎管狭窄,并引起马尾或根性症状。

2)创伤性腰椎管狭窄:指因腰椎骨与关节外伤本身及其后骨痂生成,骨折片移位及增生性反应等引起。此型临床上也较多见。

3)医源性腰椎管狭窄:指因腰骶部各种手术,包括椎板切除术或脊椎融合术或内固定及髓核溶解等均可能因骨质增生或骨痂形成而引起椎管或根管狭窄。

4)混合型腰椎管狭窄:指多种因素共存者,大多是以轻度先天发育性为主伴有退变性及椎间盘突出等任何两种以上混合并存者。

5)其他腰椎管狭窄:指上述几种原因外的病因如氟骨症、畸形骨炎及特发性脊柱侧凸等均可引起椎管狭窄。

3.鉴别诊断要点

(1)腰椎间盘突出症:两者最易混淆,鉴别主要依据单纯腰椎间盘突出症一般不具有长期腰骶部疼痛、两侧性腿不适、马尾神经性间歇性跛行、静止时体检无阳性发现的临床表现;腰椎间盘突出症根性症状剧烈且出现相应的体征改变;屈颈试验及直腿抬高试验多阳性而椎管狭窄时则阴性。必要时可行MRI或脊髓造影检查予以鉴别。但应注意二者常常伴发。

(2)坐骨神经盆腔出口狭窄症:本症特点是腰部多无症状,腰椎后伸范围正常;压痛点主要位于环跳穴处;有典型的坐骨神经干性受累症状;如与腰椎管狭窄并发可出现腰椎管狭窄临床表现。

(3)马尾肿瘤:早期难以鉴别,中后期主要表现以持续性双下肢及膀胱直肠症状为特点;疼痛呈持续性加剧,尤以夜间为甚,不用强效止痛剂难以入眠;腰穿多显示蛛网膜下腔梗阻、蛋白定量升高及潘氏试验阳性等。鉴别困难者可借助其他特殊检测手段,MRI 检查有确诊价值。

(4)腰段继发性粘连性蛛网膜炎:本病与腰椎管狭窄有一定关系,椎管尤其是根管长期受压可并发此病,并多从根袖处开始,逐渐发展至整个蛛网膜下腔。因此对一个长期患腰椎管狭窄的患者如拟手术,则无需一定要在术前与本病鉴别,可于术中根据硬膜囊状态决定是否行蛛网膜下腔探查术。

(5)下肢血管功能不全:此类患者也可有间歇性跛行,患者常有吸烟史或者糖尿病史,足背动脉搏动减弱或消失。还可通过以下方法鉴别:让患者骑一个固定自行车,腰椎管狭窄患者不会因运动而出现症状发作或加重,而下肢血管功能不全患者则会随着下肢运动、对血液供应需求增加而出现相对供血不足的疼痛症状。

(6)其他需鉴别的疾病:本病尚需与下腰椎不稳、增生性脊柱炎、腰椎其他先天畸形、腰椎感染性及慢性腰肌劳损等疾病鉴别。

(四)治疗

治疗原则:本病轻型及早期病例采用非手术治疗,无效者则需行手术扩大椎管。大多数患者可通过保守治疗获得较好疗效,仅有 10%～15% 的患者需要手术治疗。

1.非手术治疗

腰椎管狭窄系慢性疾病,有急性加重者常因走路过多、负重或手提重物、劳累引起,腰椎管内软组织及马尾神经根可能有水肿,对此应卧床休息,腰部理疗,按摩等有助于水肿消除。而慢性腰椎管狭窄者可练习腹肌,使腰椎管生理前突得到暂时减轻,从而缓解症状,此仅对早期病例有效,如伴有急性腰椎间盘突出症,除休息外可行牵引治疗,但单独腰椎管狭窄牵引无效。此外还可使用活血化瘀及神经营养药物。

2.手术治疗

(1)适应证。

1)非手术疗法无效,大多是继发性腰椎管狭窄患者。

2)经常发病者,凡发作频繁,已影响工作及日常生活的病例。

3)根性症状较明显者,宜及早手术,以免继发蛛网膜粘连。

(2)常用术式及其选择。

1)因黄韧带肥厚所致者,仅行黄韧带切除术即可。

2)一般性骨性椎管狭窄者,对症状严重者应行椎管扩大减压术。

3）侧隐窝狭窄者，在确认神经根受压后，取扩大开窗或半椎板入路，凿去小关节突内半，再沿神经根向下切除相邻椎板上缘，以扩大神经根管，直到神经根充分松解为准。术中不宜挤压神经根。

4）单纯小关节变异、肥大者，应将向椎管内突出的骨质切除。

5）合并椎间盘突（脱）出症者，应术中一并摘除。

6）术中发现硬膜囊增厚、纤维变、搏动消失甚至变形者，可将硬膜切开，在蛛网膜中观察。如有粘连物或蛛网膜本身已肥厚时，则应将蛛网膜切开探查并行松解术。

7）伴有椎节不稳者，可行椎弓根钉固定术或椎体融合术或者二者并用。一般病例于术后2～3周下地活动；对内固定确实者多在术后1～2d下床行走。

第三章　骨关节疾病诊疗

第一节　肩关节脱位

一、应用解剖

盂肱关节是肱骨头与肩盂构成的关节,通常也称肩关节,是全身活动范围最大的关节,也是全身大关节脱位中最常见的部位。约占全身 4 大关节(肩、肘、髋、膝)脱位的 40.1%。若肩关节前脱位同时发生盂前缘的压缩性骨折,或肱骨头后侧的压缩性骨折,均可影响盂肱关节的稳定,成为复发脱位的病理基础。

肱骨头近似半圆形,约占圆周的 2/5。在冠状面形成 130°～135°的颈干角。在横断面有向后 20°～30°的后倾角。后倾角的改变与关节的稳定性有一定的关系。

肩盂关节面呈梨形、凹窝状,与肱骨头相吻合。垂直径大于横径。肩盂关节面相当于肱骨头关节面的 1/4～1/3。肩盂纵径与肱骨头直径比值小于 0.75,或横径与肱骨头直径比值小于 0.57,皆可说明肩盂发育不良,会影响盂肱关节的稳定性。盂的纵径及横径与肱骨头直径的比值称为盂肱关节指数。

盂的关节面在 75% 的正常人中有平均 7.4°(2°～12°)的后倾角度。后倾角减小也是盂肱关节不稳定的因素之一。

此外,肩峰及喙突也可限制肱骨头向后上及前上方向的过度移位。

维持盂肱关节稳定的另一因素是关节囊及韧带结构。盂肱关节的关节囊大而松弛,容许肱骨头有足够大的活动范围。肩关节的韧带有喙肱韧带,前方的上、中、下盂肱韧带,以及后下盂肱韧带。在通常活动范围情况下,由于关节囊松弛,因此不能发挥防止盂肱关节移位的作用。只有当关节活动到一定的活动范围,当关节囊韧带处于张力状态下,才能发挥其限制肱骨头过度移位的稳定作用。关节囊韧带对盂肱关节的稳定作用是诸稳定因素中最后的防线。

盂唇是一纤维性软骨的边缘,可以加深盂窝,增加对肱骨头的稳定作用。实验切除盂唇软骨后,肩盂防止肱骨头移位的稳定作用减少 50% 以上。创伤性肩关前脱位时,大多数病例发生盂唇软骨分离,称为 Bankart 损伤,这成为复发性肩关节前脱位的重要病因之一。

肩关节的活动实际是盂肱关节、肩锁、胸锁关节以及肩胛胸壁间活动的总和。盂肱关节本身只有 90°的主动外展活动。

二、损伤机制及盂肱关节不稳定的分类

盂肱关节不稳定可有很多不同的分类方法。根据造成脱位的原因可分为创伤性盂肱关节不稳定和非创伤性盂肱关节不稳定两类。前者一般占 95%～96%,后者一般没有外伤诱因或由极轻微的外力引起,约占 4%。后者肩关节多有骨发育异常,此类疾患,如肱骨头过度后倾、肩盂发育不良或盂的畸形,也可患有神经、肌肉系统疾患或合并有感情和精神病学的问题,常表现双肩不稳定或肩关节多方向的不稳定。

根据关节不稳定的程度可分为盂肱关节脱位和半脱位。脱位是指肱骨头与肩盂关节面完全分离,不能即刻自动复位。而半脱位是肩关节活动至某一位置的瞬间,肱骨头与盂的关系发生一定程度的错位,产生一定的症状,并可自动恢复到正常的位置。患者有时可感到肩关节有暂时的错动不稳的感觉。

根据关节脱位的时间及发作的次数可分为新鲜脱位、陈旧性脱位和复发性脱位等。文献中有的将脱位超过 24h 者称为陈旧性脱位。但从创伤病理变化以及治疗方法考虑,将脱位时间超过 2 周者称为陈旧性脱位比较合理。复发性脱位是指原始创伤脱位复位后的一段时间内(一般在伤后 2 年以内),肩部受轻微的外力或肩关节在一定位置活动中即又发生脱位,而且在类似条件下反复发生脱位。

根据盂肱关节不稳定的方向可分为前脱位、后脱位、上脱位和下脱位等。

(1)前脱位:是最为常见的盂肱关节脱位类型,约占盂肱关节脱位的 95%。直接外力虽可造成肱骨头脱位,但主要发生机制是肩外展,后伸伴外旋的外力,由于肱骨头的顶压,造成前关节囊和韧带以及盂唇软骨的损伤,外力继续作用可使肱骨头脱向前方。常伴有肱骨大结节或肩袖的损伤。根据肱骨头脱位后的位置不同,前脱位又可分为如下几种类型。

1)喙突下型:肱骨头脱位至喙突下方。

2)盂下型:肱骨头脱向前下方,位于盂下缘。

3)锁骨下型:肱骨头脱位后向内侧明显移位,至喙突的内侧、锁骨下方。

4)胸内脱位型:是较为少见的类型。肱骨头移位通过肋间进入胸腔。常合并肺及神经、血管损伤。

（2）后脱位：是较为少见的损伤。发生率占肩关节脱位的 1.5％～3.8％。当肩关节在内收、外旋位肱骨遭受由下向上的轴向外力时，可造成盂肱关节后脱位。

此外当癫痫发作、电休克治疗时，由于肌肉痉挛收缩也可造成关节脱位。肩部内旋肌群的肌力（胸大肌、背阔肌及肩胛下肌）明显强于外旋肌群的肌力（冈下肌、小圆肌），因此发生后脱位的概率高于前脱位。直接外力作用于肩前方也可造成后脱位。

后脱位造成后方关节囊以及盂唇软骨的损伤，常合并小结节骨折。后脱位又可分为肩峰下脱位（占后脱位的 98％）、后方盂下脱位及肩胛冈下脱位。

（3）盂肱关节下脱位：是罕见的脱位类型。发生机制为肩部遭受过度外展的外力，使肱骨颈盂肩峰顶触并形成一个支点，将肱骨头自关节囊下方撬出关节。使肱骨头关节面顶端向下，头交锁于盂窝下，肱骨下段竖直向上，因此也称垂直脱位。常合并有严重的软组织损伤。

（4）上脱位：更为罕见。外伤机制是肩在内收位遭受向上方的外力引起。肱骨头向上移位，可造成肩峰、锁骨、喙突或肱骨结节的骨折，以及肩锁关节、肩袖和其他软组织损伤。

三、临床表现及诊断

外伤的原因，外伤时肩关节的位置以及外力作用的方向，有助于对以往脱位方向的分析。此外有无原始脱位的病历资料、X 线检查，是否易于复位，都有助于对盂肱关节不稳定的分析判断。

对疑为盂肱关节不稳定的患者应详细询问有关病史。应了解是否为第一次发作，以及首次发作的时间。首次脱位年龄越小者，以后成为复发性脱位的发生率越高。年龄 20 岁以下的患者，首次脱位以后变成复发性脱位的概率是 80％～90％。其次应询问致伤外力的大小以及外伤机制。轻微外力即造成脱位者，说明盂肱关节稳定因素有缺陷，易转化为复发不稳定。而严重外伤引起脱位者，由于软组织损伤较重，经修复形成瘢痕组织，可使盂肱关节变得更为稳定。

急性前脱位的临床表现为肩部疼痛、畸形、活动受限，患者常以健手扶持患肢前臂、头倾向患侧以缓解疼痛症状。上臂处于轻度外展、外旋、前屈位。肩部失去圆钝平滑的曲线轮廓，形成典型的方肩畸形。患肩呈弹性固定状态于外展约 30°位。肩峰下触诊空虚感，常可在喙突下、腋窝部位触及脱位的肱骨头。患肩不能内旋、内收。当患肢手掌置于健肩上，患侧肘关节不能贴近胸壁；或患侧肘先贴近胸壁，患侧手掌则不能触及健侧肩，即所谓 Dugas 征阳性。

诊断脱位时应注意合并肱骨颈骨折和结节骨折的可能。合并大结节骨折的发生率较高,此外应常规检查神经、血管。急性脱位合并腋神经损伤的概率为33%～35%。

陈旧性肩脱位的体征基本同于新鲜脱位,但肿胀、疼痛较轻,依脱位时间长短和肢体使用情况不同,肩关节可有不同程度的活动范围。肩部肌肉萎缩明显,以冈上肌及三角肌为著。

陈旧性肩关节前脱位的病理改变是在新鲜脱位病理损伤基础上,随着时间的迁延,一些损伤组织得到修复,另一些组织由于废用和挛缩发生了相应的继发病理改变。

(1)关节内和关节周围血肿机化,形成大量纤维瘢痕组织填充肩盂,并与关节囊、肩袖和肱骨头紧密粘连,将肱骨头固定于脱位的部位。

(2)关节周围肌肉发生失用性肌肉萎缩,关节囊、韧带和一些肌肉发生挛缩并与周围组织粘连,以肩胛下肌、胸大肌及肩袖结构尤为明显。

(3)原始损伤合并肱骨大结节骨折者,可发生畸形愈合。骨折周围可有大量骨痂以及关节周围骨化。

(4)关节长期脱位后,肱骨头及肩盂关节软骨发生变性、剥落,关节发生退行性改变。

(5)肱骨近端、肱骨头以及肩盂由于长期失用,可发生骨质疏松,骨结构强度减低。

以上病理改变增加了闭合复位的难度,脱位时间越久,越不容易复位。强力手法复位,不但易于造成肱骨近端骨折,而且由于臂丛神经及腋部血管与瘢痕组织紧密粘连,也易造成损伤。即使采用切开复位,也需由有经验医生谨慎操作。

急性后脱位的体征一般不如前脱位明显、典型。误诊率可高达60%。因此肩关节后脱位有"诊断的陷阱"之称。有如下几个方面的原因:

(1)肩后脱位绝大多数为肩峰下脱位,而这种类型的脱位没有前脱位明显的方肩畸形以及肩关节弹性交锁现象。患侧上臂可靠于胸侧。

(2)只拍摄前后位X线片时,肱骨头没有明显脱位的表现。骨科医师只依赖于正位片表现排除了脱位的可能是造成误诊的主要原因。

(3)X线片上发现一些骨折,并主观认为这些损伤就是引起肩部症状的全部原因,从而不再认真检查主要的损伤。

下方脱位的临床体征非常明显、典型。上臂上举过头,可达110°～160°外展位,因此也称为竖直性脱位。肘关节保持在屈曲位,前臂靠于头上或头后,疼痛症状明显。腋窝下可触及脱位的肱骨头。常合并神经、血管损伤。在老年人中多见。

上方脱位时上臂在内收位靠于胸侧。上臂外形变短、肱骨头上移,肩关节活动明显受限。活动时疼痛加重。易合并神经、血管损伤。

外伤后怀疑有肩关节脱位时,需拍摄 X 线片确定诊断。以明确脱位的方向、移位的程度以及有无合并骨折。更为重要的是明确有无合并肱骨颈的骨折。不能只根据临床典型的体征做出脱位的诊断,更不能不经 X 线检查就采取手法复位治疗。否则不仅复位会遇到困难,也有可能造成医源性骨折,使治疗更为复杂、困难,形成医疗纠纷。因此目前建议对肩部骨折脱位采用创伤系列 X 线片投照,即肩胛面正位、肩胛侧位和腋位投照。

肩胛骨腋窝缘与肱骨上端后内缘的影像形成一光滑的弧形曲线,称为Moloney 线。肱骨头前脱位时,由于头向前移,肱骨头外旋,使颈干角及肱骨颈的轮廓充分显现,因此在穿胸位 X 线片上 Moloney 顶端弧线增宽。而后脱位时,由于肱骨头及肱骨颈向后上方移位,因此使 Moloney 弧形变窄,顶上变尖。

必要时行 CT 检查可清楚显示盂肱关节脱位的方向以及合并的骨折。

四、治疗

(一)新鲜肩脱位

新鲜肩脱位的治疗原则应当是尽早行闭合复位。不仅可及时缓解患者痛苦,而且易于复位。一般复位前应予适当的麻醉。复位手法分为以牵引手法为主或以杠杆方法为主 2 种。一般以牵引手法较为安全。利用杠杆手法较易发生软组织损伤及骨折。常用以下几种方法复位。

Hippocaratic 复位法:至今仍被广泛应用。只需一人即可操作。患者仰卧位,术者站于床旁,术者以靠近患肩的足蹬于患肩腋下侧胸壁处,双手牵引患肢腕部,逐渐增加牵引力量,同时可轻微内、外旋上肢,解脱肱骨头与盂的交锁并逐渐内收上臂。此时常可感到肱骨头复位的滑动感和复位的响声。复位后肩部恢复饱满的外形。此时复查 Dugas 征变为阴性,肩关节恢复一定的活动范围。

Stimson 牵引复位法:患者俯卧于床上,患肢腕部系一宽带,悬 2.268kg(5 磅)重物垂于床旁,根据患者体重及肌肉发达情况可适当增减重量。依自然下垂位牵引约 15min。肩部肌肉松弛后往往可自行复位。有时需术者帮助内收上臂或以双手自腋窝向外上方轻推肱骨头,或轻轻旋转上臂,肱骨头即可复位。此方法是一种安全、有效的复位方法。一般不需麻醉。

Kocher 复位法:是一种利用杠杆手法达到复位的操作。需有助手以布单绕过患者腋部及侧胸部行反牵引,然后术者沿患肢上臂方向行牵引,松脱肱骨头与肩盂的嵌压。然后使肱骨干顶于前侧胸壁形成支点,内收、内旋上臂,使肱骨头复位。操作时手法应轻柔,动作均匀缓慢,严禁采用粗暴、突然的发力,否则易造成肱骨颈骨折或引起神经、血管损伤。

闭合复位时易造成医源性肱骨颈部骨折。在复位前应仔细阅片再行复位。合并有结节骨折的病例,发生颈部骨折的概率较大。手法复位后应常规再拍摄 X 线片,以证实肱骨头确已复位,同时也可观察有无新的骨折。此外应复查肢体的神经、血管情况。

患肩复位后,将患肩制动于内收、内旋位,腋窝垫一薄棉垫。可以用颈腕吊带或三角巾固定。制动时间可依患者年龄而定。患者年龄越小,形成复发脱位的概率越大。30 岁以下者可制动 3～5 周。年龄较大的患者,易发生关节功能受限,因此应适当减少制动的时间。早期开始肩关节功能锻炼。

新鲜脱位闭合复位不成功时,有可能是移位的大结节骨块阻挡或关节囊、肩袖、二头肌腱嵌入阻碍复位。此时需行手术复位。此外当肱骨头脱位合并肩盂大块移位骨折、肱骨颈骨折时,多需手术切开复位。

新鲜盂肱关节后脱位的复位,患者仰卧位,沿肱骨轴线方向牵引,如肱骨头与盂后喙有交锁,则需轻柔内旋上臂,同时给予侧方牵引力以松脱肱骨头与盂缘的嵌插交锁。此时从后方推肱骨头向前,同时外旋肱骨即可复位。复位后如较为稳定,可用吊带或包扎固定于胸侧。将上臂固定于轻度后伸旋转中立位 3 周。如复位后肱骨头部稳定,则需要将上臂置于外旋、轻后伸位以肩人字石膏或支具固定。也可在复位后以克氏针通过肩峰交叉固定肱骨头。3 周后去除固定开始练习肩关节活动。

闭合复位不成功,或合并小结节骨折头复位后骨折仍有明显移位、复位后不稳,需行切开复位固定。肱骨头骨折缺损较大时,可用肩胛下肌或连同小结节填充缺损处。

盂肱关节下脱位时应先行闭合复位。沿上臂畸形方向向外上方牵引,以折叠的布单绕过患肩向下方做反牵引。术者自腋窝部向上推挤肱骨头,同时逐渐内收上臂以达复位。有时由于肱骨头穿破关节囊不能闭合复位时,则需切开复位。

盂肱关节上脱位较少见,一般采用闭合复位治疗。如合并肩峰骨折使关节复位后不稳时,则需手术治疗,固定移位的骨折。

(二)陈旧性肩关节脱位

陈旧性肩关节脱位的治疗方法难以确定。一般根据患者的年龄、全身状况、脱位的时间、损伤的病理、症状的程度以及肩活动范围等因素综合分析决定。首先确定脱位是否还需要复位,如需复位,能否行闭合复位。如需手术治疗采用何种手术方式。如下几种治疗方法可供做治疗参考。

1.功能治疗

功能锻炼适用于年老、体弱、骨质疏松患者。脱位时间超过 2 个月以上的中年患者或半年以上的青年患者,由于软组织粘连,关节软骨的退变,难以手术复位并取得满意的手术治疗效果。一般通过 2～3 个月的功能锻炼,肩关节的功能活动可得到明显改进,可胜任日常的生活和工作。

2.闭合复位

一般适用于脱位时间在 1 个月以内,无神经、血管受损的青壮年患者。合并有骨折者一般应行手术复位。脱位时间在 1～2 个月者也偶有闭合复位成功的机会。脱位时间越长,闭合复位越困难。

陈旧性脱位行闭合复位时,必须在麻醉下进行,以使肌肉完全松弛。复位时先行手法松动肱骨头周围的粘连。一助手固定住肩胛骨,另一助手握住患肢前臂行轻柔牵引。术者握住患者上臂轻轻摇动并旋转肱骨头,逐渐增大活动范围以松解开肱骨头周围的粘连。在牵引下经证实肱骨头已达到肩盂水平,且头与盂之间无骨性嵌插阻挡时,可根据不同脱位的方向试行复位的手法。推挤和旋转肱骨头使其复位。复位中禁用暴力和杠杆应力,以免造成骨折或引发神经、血管损伤。

3.切开复位

适用于脱位时间半年以内的青壮年患者,或脱位时间虽短,但合并有大、小结节骨折或肱骨颈骨折患者。由于软组织损伤、瘢痕粘连,肱骨头固定,腋动脉及臂丛神经变位并与瘢痕组织粘连。因此陈旧性盂肱关节脱位切开复位的手术是困难而复杂的,很容易造成神经、血管的损伤。行切开复位时应靠近肱骨头处切断肩胛下肌腱和关节囊,松解出肱骨头。复位后如不稳定,可用克氏针交叉固定。

4.人工肱骨头置换术

适用于脱位时间较长,关节软骨面已软化,或肱骨头骨缺损大于 30% 的患者。由于人工关节置换术的进展,目前已很少采用单纯肱骨头切除术和肩融合术来治疗陈旧性肩关节脱位。

五、并发症

(一)肩袖损伤

前脱位时合并肩袖损伤较为多见。后脱位时较少发生。Pettersson 报道经关节造影证实有肩袖撕裂者高达 31.3％。Tijmes 报道损伤率为 28％,并指出随年龄增加,发生率有增加趋势。肩袖损伤时肩外展、外旋活动受限,疼痛。超声检查及关节造影或关节镜、MR 检查有助于诊断。症状明显时需行手术治疗。

(二)血管损伤

肩脱位可合并腋动脉、腋静脉或腋动脉分支的损伤。常见于老年人,血管硬化患者。可发生于脱位时,或闭合复位时,也可发生于手术切开复位时。陈旧性脱位切开复位时。由于血管解剖位置变动和粘连,更易遭受损伤。血管造影可诊断损伤的部位。确定诊断后必须行手术治疗。多需行人造血管移植或大隐静脉移植修复。不宜采用血管结扎治疗,否则可造成上肢的功能性障碍甚至坏死。

(三)神经损伤

肩关节前脱位合并神经损伤比较常见。有的报道发生率为 10.5％～25％。最常见为腋神经损伤,其次为肩胛上神经、桡神经、肌皮神经损伤。由于神经损伤多为牵拉伤,大多数病例在 4 个月内可恢复。神经损伤应早期诊断,密切观察,积极进行理疗。腋神经损伤完全恢复可延迟至伤后 1 年。如果伤后 10 周仍无恢复迹象,则预后不好。

(四)肩关节复发脱位

复发性脱位是急性脱位的常见并发症,尤其多见于年轻患者。创伤性盂肱关节脱位后,使关节囊、盂唇软骨撕脱,肱骨头发生嵌压骨折,从而改变了关节的稳定性,形成了复发脱位的病理基础。

创伤性原始脱位复位后的制动时间及制动方式一般认为应根据患者不同年龄采用不同时间的制动,对损伤的软组织的修复和对恢复稳定性是有益的。

(五)肱二头肌腱滑脱

肱二头肌腱滑脱有时可成为阻碍肱骨头复位的因素,常需手术切开复位,修复肩横韧带。如果肩横韧带不能正常修复,可形成晚期复发性二头肌腱长头滑脱,肩关节屈伸、旋转活动时肱二头肌腱反复脱位与复位可造成弹响及疼痛,需行手术治疗。

(六)合并肩部骨折

1.大结节骨折

盂肱关节前脱位有 15％～35％的病例合并有肱骨大结节骨折。绝大多数病例当脱位复位后,大结节骨块也得到复位。如肱骨头复位后,大结节仍有明显移位(大于 1cm),则会明显影响肩关节功能,应行手术复位,以螺钉或张力带钢丝固定。

2.小结节骨折

常在后脱位时发生,一般脱位复位后骨折也即复位,不需特殊处理。如骨块较大或复位不良时,需行手术复位固定。

3.肱骨头骨折

前脱位时头后侧与盂前缘相撞击可形成头的压缩性骨折,称为 Hill-Sachs 损伤。有的报道新鲜前脱位的发生率为 $27\% \sim 38\%$。但在复发性盂肱关节前脱位的病例中,肱骨头骨折的发生率可高至 $64\% \sim 82\%$,肱骨头压缩性骨折是肩脱位的并发症,同时又可成为复发脱位的因素。后脱位时可发生肱骨头前内侧的压缩性骨折,可形成肩后方不稳,可行肩胛下肌腱及小结节移位治疗。

4.肩盂骨折

肱骨头脱位时可造成盂缘的压缩骨折、片状撕脱骨折,也可造成大块的肩盂骨折。压缩骨折可影响盂肱关节的稳定性,形成复发脱位的因素。大块的肩盂骨折,如有移位,可影响肱骨头的稳定,应手术复位固定。

5.肩峰骨折

由肱骨头脱位撞击引起,当肱骨头脱位合并肩峰骨折时候,复位应以内固定物固定肩峰骨块,以防止肱骨头继发脱位。

肱骨头上移撞击肩峰造成骨折时,尚应考虑到夹于其间的肩袖也有可能被损伤,应及时诊断并给予治疗。

6.喙突骨折

前脱位合并喙突骨折少见,多因肱骨头撞击引起。一般移位不大,不需特殊处理。

7.外科颈骨折

肱骨头脱位合并外科颈骨折是少见的严重损伤。可见于外伤后,也可发生于复位治疗时。肩脱位合并外科颈骨折应与单纯外科颈骨折合并肱骨头假性脱位鉴别。肩脱位合并外科颈骨折多需切开复位。手术操作时应注意减少软组织剥离,尽力保留肱骨头的血液循环免受进一步损伤。

8.解剖颈骨折

是少见的严重损伤。只能依 X 线片与外科颈骨折合并脱位相鉴别。因肱骨头失去血液循环供应,易发生缺血坏死,治疗宜采用人工肱骨头置换术。

9.肩脱位合并肱骨干骨折

此种损伤组合较为少见。由于肱骨干骨折后局部的疼痛、肿胀畸形,掩盖了肩部的症状及畸形,故容易造成肩关节脱位诊断的漏诊。肩关节脱位多可行闭合复位治疗。肱骨干骨折采用切开复位内固定,以利于早期开始肩关节功能锻炼。

第二节　肩锁关节脱位

一、应用解剖学及功能

肩锁关节为滑膜关节，由锁骨的肩峰端与肩峰的关节面构成。锁骨的肩峰端扁平，指向外下。肩峰关节面位于肩峰内缘，指向内上。

肩锁关节的稳定由三部分装置维持：①关节囊及其加厚部分形成的肩锁韧带，控制肩锁关节水平方向上的稳定性。②前方三角肌及斜方肌的腱性附着部分。③由喙突至锁骨的喙锁韧带，控制肩锁关节垂直方向上的稳定性。喙锁韧带分为斜方韧带和锥状韧带两部分。斜方韧带呈四边形，起于喙突上面的后部，附着于锁骨肩峰端前外侧的粗糙骨嵴即斜方线，其上内面为锁骨下肌，下外面为冈上肌，前方游离。锥状韧带呈三角形，在斜方韧带之后，起自喙突缘的后部，附着于锁骨外侧端的下后面。锥状韧带与斜方韧带之间有滑囊或脂肪相隔。如单纯切断肩锁韧带仅出现半脱位；如同时切断肩锁及喙锁韧带则可引起全脱位；切断关节囊，同时切断斜方韧带或锥状韧带，也可引起全脱位，故喙锁韧带对维持肩锁关节的完整性极为重要。

肩锁关节内有一棱柱状纤维软骨盘，软骨盘的大小和形状变异很大，仅 1% 的人有完整的软骨盘。软骨盘发育正常时可以将关节腔完全分开成两个部分。

Bosworth 认为锁骨与喙突之间的间隙不超过 1.3cm，Bearden 报道喙锁间隙为 1.1~1.3cm。

肩锁关节的运动：对肩锁关节活动范围的研究是一个循序渐进的过程，目前普遍认为，无论肩关节做任何动作，肩锁关节仅有 5°~8° 的活动范围。这样解释肩锁关节融合以及喙锁间拉力螺钉的使用，对肩关节没有明显的限制。在上肢完全上举过程中，锁骨旋转 40°~50°，这样的旋转范围与肩胛骨的同步旋转关系密切，与肩锁关节没有明显的关系。

二、损伤机制

1.直接暴力

最常见的损伤动作是摔倒时，上肢保持内收位，肩部的前上或后上撞地，外力将肩峰推向下、向内方导致肩锁关节囊、肩锁韧带不全或完全断裂，三角肌和斜方肌附着点撕裂，喙锁韧带不全或完全断裂。

2.间接暴力

（1）作用于上肢向上的间接暴力：摔倒时，外力经手掌向上传导，通过肱骨头作用于肩峰，造成肩锁韧带损伤，而喙锁韧带完整，喙锁间隙减小。如果暴力非常大，则会出现肩峰骨折、肩锁韧带断裂和盂肱关节向上脱位。这是一种非常少见的损伤机制。

（2）作用于上肢向下的间接暴力：外力通过向下牵拉上肢，间接作用于肩锁关节。这也是一种少见的损伤机制。

三、分型

基于肩锁关节解剖学的特殊性，与其他的关节不同，肩锁关节损伤的不同诊断取决于关节囊韧带（肩锁韧带）、关节外韧带（喙锁韧带）和周围肌肉结构（三角肌和斜方肌）损伤的程度。

Rockwood 分型：肩锁关节损伤共分为 6 型。

Ⅰ型：轻度损伤，肩锁关节部分韧带损伤，肩锁关节完整，喙锁韧带完整，三角肌和斜方肌完整。

Ⅱ型：中度损伤，有肩锁关节囊破裂，肩锁关节间隙增宽，与健侧对比有轻度的垂直方向上的分离，喙锁韧带部分损伤，喙锁间隙轻度增宽，三角肌和斜方肌完整。

Ⅲ型：重度损伤，肩锁韧带完全断裂，肩锁关节脱位，肩部复合体向下移位，喙锁韧带完全断裂，与健侧对比，喙锁间隙增加 25%～100%。三角肌和斜方肌在锁骨远端附着处剥离。Ⅲ型的另一种表现：肩锁关节脱位合并喙突骨折，软组织严重损伤，或锁骨外端顶破关节囊呈纽扣式损伤。

Ⅳ型：肩锁韧带完全断裂，肩锁关节脱位，锁骨向后脱位，位于肩峰的后面，刺入或穿透三角肌。喙锁韧带完全断裂，与健侧对比喙锁间隙可以正常或改变（增宽或减小），三角肌和斜方肌在锁骨远端附着处剥离。

Ⅴ型：肩锁韧带完全断裂，喙锁韧带完全断裂，肩锁关节脱位，锁骨与肩峰距离明显增宽（与健侧对比增加 100%～300%），三角肌和斜方肌在锁骨远端附着处剥离。

Ⅵ型：肩锁韧带完全断裂，喙突下型喙锁韧带完全断裂，肩峰下型喙锁韧带保持完整，肩锁关节脱位，锁骨移位至肩峰或喙突下方。喙突下型喙锁关系颠倒（锁骨位于肩峰下方），肩峰下型喙锁间隙减小（锁骨在肩峰下方）。三角肌和斜方肌在锁骨远端附着处剥离。

四、临床症状和诊断

（一）损伤表现

1. Ⅰ型损伤

肩锁关节有轻到中度压痛和肿胀，不能触及关节脱位，喙锁间隙无压痛。

2. Ⅱ型损伤

肩锁关节半脱位，关节处有中到重度疼痛。如果在伤后较短的时间内对患者进行查体，可触及锁骨远端稍高于肩峰。活动肩关节时，肩锁关节疼痛。锁骨远端不稳定和呈现漂浮感。在喙锁间隙内可有压痛。

3. Ⅲ型损伤

肩锁关节完全脱位，典型的体征是患肢内收贴近躯干，并稍上提以缓解肩锁关节的疼痛。肩部复合体向下移位，锁骨将皮肤挑起而显得更加明显。患肢的活动特别是外展活动受限。

肩锁关节、喙锁间隙和锁骨外侧 1/4 上方压痛。锁骨远端在水平及垂直方向上均不稳定。Delbet 将其形象地比作钢琴键。

4. Ⅳ型损伤

Ⅳ型肩锁关节损伤的患者除了具有Ⅲ型损伤的临床表现外，还有在患者坐位时，从上方检查患肩，与健侧相比，锁骨远端向后移位。有时甚至向后明显移位，穿透三角肌，将后侧的皮肤挑起。肩关节的活动更加受限，常常伴有胸锁关节脱位。

5. Ⅴ型损伤

Ⅴ型肩锁关节损伤较Ⅲ型损伤更为严重，锁骨远端向上明显脱位至颈部基底，这是上肢向下移位的结果。因附着在锁骨上的肌肉组织和软组织撕裂范围更加广泛，患者肩部疼痛的症状较Ⅲ型损伤更为严重。如果肢体向下移位严重，则可发生臂丛神经牵拉损伤的症状。

6. Ⅵ型损伤

从上面看，与健侧肩关节的圆形轮廓相比，患肩变得较为平坦，肩峰明显突起。造成锁骨喙突下脱位的暴力往往非常大，有时发生锁骨骨折、上位肋骨骨折和臂丛上根神经的损伤。合并这些损伤时，肩部肿胀明显，肩锁关节损伤易被忽略。Patterson、McPhee、Schwarz 及 Kudera、Gerber 及 Rockwood 报道的病例中，没有并发血管损伤的病例。但在复位之前有短暂的感觉异常，复位后，神经症状消失。

（二）放射学诊断

应用常规的肩关节技术对肩锁关节进行放射学检查，会发生 X 线曝光过度，使一些细小的骨折被漏诊。

1.前后位

常规的前后位 X 线片应在站立位或坐位时拍摄。Zenca 认为肩锁关节真正的前后位 X 线片上,锁骨远端与肩胛骨的肩胛冈重叠,故推荐行头倾 10°～15°进行投射,这样可以显示细小的骨折和脱位。

2.侧位

当怀疑肩锁关节脱位时,应行患侧及健侧的肩部轴侧位摄片,这样可以显示锁骨的前后移位以及在前后位 X 线片上不能见到的细小骨折。

3.应力位 X 线片

临床上有明显肩锁关节损伤病史,并有完全脱位的典型畸形的病例,在常规的 X 线片上表现为喙锁间隙增宽。但有些病例因健侧上肢的保持性上托作用,使脱位的肩锁关节复位,其在常规 X 线片上不能发现。另外在常规 X 线片上,很难区别肩锁关节Ⅱ型损伤和肩锁关节Ⅲ型损伤。因此怀疑肩锁关节脱位时,应常规行肩锁关节的应力位 X 线片,来检查喙锁韧带的完整程度。

(三)放射学评估

1.正常关节

肩锁关节的宽度和形状在冠状位个体之间差异很大。Urist 研究 100 例正常肩锁关节的 X 线片后发现,49%的肩锁关节由外上斜向内下,锁骨远端关节面在肩峰关节面之上;27%垂直;3%由内上斜向外下,锁骨远端关节面在肩峰关节面之下。另外 21%肩锁关节不一致,锁骨位于肩峰关节面的上方或下方。Nguyen 研究了 300 例正常的肩锁关节发现,51%锁骨远端关节面在肩峰关节面之上;18%垂直;2%锁骨远端关节面在肩峰关节面之下,29%肩锁关节不一致。

Nguyen 认为肩锁关节间隙随着年龄的增加而减小,肩锁关节的正常宽度为 0.5～7mm。60 岁以上的老年患者肩锁关节间隙为 0.5mm,可以视为正常。男性肩锁关节间隙大于 7mm、女性大于 6mm 则为异常。

喙锁间隙在个体之间也存在明显差异。Bearden 认为喙锁间隙的正常范围为 1.1～1.3mm,患侧间隙较健侧增宽 50%,提示肩锁关节完全脱位。

2.损伤的肩锁关节

(1)Ⅰ型损伤:Ⅰ型损伤在 X 线片上肩锁关节正常,仅软组织有轻微肿胀。

(2)Ⅱ型损伤:Ⅱ型损伤锁骨外侧端稍高于肩峰。肩胛骨轻微的内旋和因斜方肌的牵拉,锁骨向后轻度脱位,与健侧相比患肩稍增宽。应力 X 线片上双肩的喙锁间隙相同。

（3）Ⅲ型损伤：肩锁关节完全脱位，锁骨外侧端高于肩峰上缘，喙锁间隙明显增大。有时可有锁骨远端或肩峰的骨折。肩锁关节完全脱位伴喙突骨折非常少见，且在常规 X 线片上很难发现。所以在肩锁关节完全脱位而喙锁间隙正常时，应高度怀疑喙突骨折。

（4）Ⅳ型损伤：Ⅳ型肩锁关节损伤在 X 线片上表现除了锁骨远端向上移位、喙锁间隙增大之外，最显著的特征是在轴侧位 X 线片上锁骨远端的向后移位。必要时行 CT 检查判断锁骨向后移位的情况。

（5）Ⅴ型损伤：Ⅴ型肩锁关节损伤的 X 线表现是喙锁间隙的明显增大（是健侧的 2～3 倍）。

（6）Ⅵ型损伤：肩锁关节向下脱位有两种类型，即肩峰下型和喙突下型。肩峰下型喙锁间隙减小，锁骨远端在肩峰下方。喙突下型的特点是喙锁关系颠倒，锁骨在喙突下方。因为这种损伤通常是严重创伤所致，经常伴有锁骨和肋骨的骨折。

五、治疗

（一）Ⅰ型损伤

Ⅰ型肩锁关节损伤的特点是肩锁关节部分韧带损伤，肩锁关节完整，喙锁韧带完整。通常休息 7～10d 后症状消失。冰袋冷敷有助于减轻不适。但应防止肩关节进一步损伤，直到损伤处无疼痛，关节活动正常。

（二）Ⅱ型损伤

Ⅱ型肩锁关节损伤，肩锁韧带撕裂，喙锁韧带紧张、完整。

1.非手术治疗

大多数学者认为Ⅱ型肩锁关节损伤可应用非手术方法治疗，但 Bergfeld 与其同事的报道以及 Cox 的研究认为，Ⅰ型、Ⅱ型肩锁关节损伤保守治疗后会发生严重的肩锁关节不稳定，这与以前的认识不同。

Ⅱ型肩锁关节损伤保守治疗的方法很多，一些学者试图应用加压绷带和三角巾、黏着性胶带、挽具、支具、牵引技术和许多的石膏管型将半脱位的肩锁关节复位。Allman 推荐使用 Kenny-Howard 挽具固定 3 周，他认为需要 3～6 周持续的压力作用于锁骨上面，才能使韧带愈合。

2.手术治疗

Ⅱ型肩锁关节损伤后常出现持续的疼痛，可能是因为锁骨创伤后的骨溶解，撕裂的关节囊韧带进入关节，关节软骨或关节盘脱落进入关节等因素引起。Bateman 将其描述为关节内紊乱，有时需要肩锁关节成形术来缓解疼痛，如果锁骨远端关节面退变,应将锁骨远端 2cm 切除,同时行关节清理和关节盘切除术。

(三)Ⅲ型损伤

1.非手术治疗

在早期,有的学者主张采用闭合复位,用加压绷带保持锁骨复位后的位置,即在下压锁骨远端的同时,用三角巾或绷带将上臂上提。并认为:除了存在不可避免的肩锁关节畸形外,疗效较好。目前最为常用的 2 种方法为:①闭合复位,用悬带或支具维持锁骨复位后的位置。②短期悬吊后,早期活动,即所谓的技巧性忽略,伤后行 1～2 周的三角巾悬吊,然后行康复锻炼。Hawkins、Dias、Schwarz 分别报道了对Ⅲ型肩锁关节损伤的患者采用技巧性忽略的方法治疗,90％～100％的患者疗效满意。

2.手术治疗

由于肩锁关节及周围解剖的特殊性和创伤解剖变化的复杂性,有关Ⅲ型肩锁关节损伤的治疗方法虽有百余种,但效果都不十分理想。Ⅲ型肩锁关节损伤的修复主要有 4 种手术方法:①肩锁关节复位内固定、韧带修复与重建。②喙锁间内固定、韧带修复与重建。③锁骨外端切除。④肌肉动力性转移。目前的治疗方法多在这 4 种方法的基础上进行改进,或将其中的几种方法结合应用。

肩锁关节损伤的不同手术方法:①克氏针内固定。②钢丝或丝线重建喙锁韧带。③松质骨螺钉重建喙锁韧带。④喙锁韧带完整,行锁骨远端切除。⑤喙锁韧带断裂缺失,行锁骨远端切除,喙锁间行韧带、筋膜或丝线重建。

肩锁关节脱位手术治疗应符合以下原则:①使肩锁关节恢复正常的解剖位置。②修整或清除破裂或退变的关节面和关节间软骨盘。③修复、重建、稳定关节的韧带、关节囊以维持正常的肌力平衡。④可靠的固定至修复重建的韧带牢固愈合。⑤防止肩周围组织并发症。

固定肩锁关节的方法较多,包括:①肩锁关节张力带钢丝技术。②Stehli 钢板。③Bbsworth螺钉。④Wolter 钢板。⑤Rahmanzadeh 钢板。⑥Basler 钢板等。多数学者不主张应用克氏针,认为克氏针太细,容易发生断裂和移位。

喙锁韧带重建的方法有:①喙肩韧带转移。②喙突转移。③钢丝或丝线替代。④阔筋膜筋膜条或掌长肌腱重建。⑤生物聚酯人工韧带、碳纤维人工韧带、涤纶毡片人工韧带。喙肩韧带转移、喙突上移术后再脱位发生少,但手术损伤大,会产生新的畸形,故对陈旧性脱位较适用。早期手术常取大腿的阔筋膜制成筋膜条或用掌长肌腱重建喙锁韧带,创伤大,患者较难接受,术后效果也不稳定。人工韧带具有良好的生物相容性、柔韧性和强度,损伤小,且能避免 2 次手术,对青年及运动员患者尤为适用。

对于急性损伤,我们推荐使用肩锁关节张力带钢丝技术,同时尽量一期修复喙锁韧带。采用 Robers 切口,沿肩峰前上缘和锁骨外侧 1/4 处做一弧形切口,保护头静脉,分离肩峰和锁骨外侧缘的三角肌起点,显露肩锁关节关节囊及肩峰,向外侧剥离或牵开三角肌可以暴露喙突。检查脱位的肩锁关节,将损伤的关节软骨切除,清除关节内嵌入的软组织,使其脱位的锁骨下端复位,在保持良好的复位情况下,从肩峰外侧缘,向锁骨远端钻入 2 枚克氏针,2 枚克氏针间距为 1.5cm,穿入锁骨约 3cm。在锁骨上钻孔,穿过钢丝,8 字绕过克氏针尾端并拧紧固定。将针尾折弯 90°,留于肩峰外侧皮下,最后用羊肠线或粗丝缝合断裂的喙锁韧带。

3.术后处理

术后均用三角巾悬吊患侧上肢,并屈肘、内收、内旋 2 周。嘱患者早期锻炼手腕及行肘关节活动,3 周后逐渐练习肩关节前屈、后伸,禁止外展。8～10 周去除内固定。

但有学者认为直接用克氏针或斯氏针穿越肩锁关节,会引起关节的创伤性退变,故推荐应用松质骨螺钉直接固定锁骨与喙突。对于陈旧性脱位,我们推荐使用喙突转移来重建喙锁韧带,如果锁骨远端病变严重,可行锁骨远端切除。

(四)Ⅳ型、Ⅴ型和Ⅵ型损伤

目前普遍认为,Ⅳ型、Ⅴ型和Ⅵ型损伤因锁骨远端移位较大,并向后穿入斜方肌或移位至喙突下,需行手术治疗。治疗方法同Ⅲ型损伤。

近 10 年来有两种专用钢板治疗肩锁关节脱位。

1.Wolter 钢板

此钢板分左右侧,由与锁骨贴合的窄钢板及其延长部分的坚强、钝性的钩组成,并有三孔及五孔之分。

使用时,Wolter 钢板的钢板部分放到锁骨上,Wolter 钢板的钩放到在肩峰上钻好的孔中,钩应在关节囊外,并位于肩锁关节的后方。

手术适应证:

(1)肩锁关节脱位Ⅱ度和Ⅲ度。

(2)肩锁关节脱位 Rockwood 分型Ⅳ、Ⅴ、Ⅵ型。

(3)合并锁骨远端骨折。

手术操作步骤:

(1)患者取仰卧位,抬高患侧肩背约 30°,头部转向对侧。沿锁骨至肩峰弧形切开皮肤,暴露锁骨远端,肩锁关节和肩峰(如果未显露出肩峰,可以弧形延长切口或将抬高的锁骨向下压低即可显露）。

（2）复位肩锁关节使其恢复解剖位置，可用复位钳或克氏针临时固定。将模板置于锁骨上方，确认板上螺钉定位孔都在锁骨上，在肩锁关节囊的外侧依据模板选取 Wolter 钢板的肩峰位点，用 4.5mm 的钻头向肩峰上钻孔。肩峰孔点大约距肩峰内侧缘 1.5cm。

（3）在关节囊外、位于肩锁关节后方置入 Wolter 钢板钩。将钩贴着肩峰后内侧边缘的肩峰下骨面向钻孔处滑行，感到钩进入骨孔时下压钢板，使钩从孔内穿出。下压钢板使钢板与锁骨相贴，如钢板近端有一定的弹力而肩锁关节仍位于解剖位则刚合适；如钢板近端上翘不能压在锁骨上，则需取出钢板以钩板连接处为弯点向下折弯；如钢板近端无弹力即能压贴在锁骨上，则需取出钢板以钩板连接处为弯点向上折弯，否则会造成肩锁关节未完全复位的情况。如钩的末端过长可剪除。

（4）将 Wolter 钢板向近侧拉紧，避免肩锁关节间隙增宽，用螺钉固定 Wolter 钢板的钢板部分。修补肩锁韧带，喙锁韧带可不用修补。

2.AO 肩锁钢板

此钢板也分左右侧，由与锁骨贴服的钢板及其呈枪刺状的延长端构成。

手术适应证与 Wolter 钢板相同。

手术方法与 Wolter 钢板相似，但不用在肩峰处钻孔，将呈枪刺状的延长端插入肩锁关节后方的肩峰下即可，其枪刺状的延长端常需向上折弯。

AO 肩锁钢板无法拉紧肩锁关节间隙，术后 X 线片常可发现肩锁关节间隙增宽。AO 肩锁钢板更适用于锁骨远端骨折。

六、并发症

喙锁韧带骨化，Arner 报道喙锁韧带骨化的发生率为 57％～69％。一些学者认为喙锁韧带骨化的发生与手术有关。但 Millbourn 发现喙锁韧带骨化也发生在Ⅰ型和Ⅱ型损伤中。多数学者认为喙锁韧带骨化的发生与最终疗效无关，无需进一步处理。

喙突骨折不愈合，非常罕见。常表现为上举时不适，肩关节无力。需植骨固定。

手术并发症包括伤口感染、骨髓炎、关节炎、软组织骨化、骨吸收、克氏针或斯氏针移位、内固定物折断和再次脱位。

非手术治疗的并发症：软组织嵌入关节，关节僵硬，需及时观察和调整，固定器械引起的皮肤刺激甚至出现皮肤溃疡，肩关节日常活动受限、畸形，软组织骨化，关节炎。

第三节 髋关节后脱位

一、发病机制

髋关节损伤的病理机制一般有以下 3 个方面的因素：①屈曲的膝关节前缘受到撞击。②膝关节伸直的情况下足底受到撞击。③大转子受力。极少数的情况下，暴力从后侧作用在骨盆上，而同侧的膝或足构成反作用力。髋关节后脱位多由间接暴力引起，当髋关节屈曲 90°位时，过度的内收并内旋股骨干，使股骨颈前缘以髋臼前缘处为支点形成杠杆作用；当股骨干继续内旋并内收时，股骨头受杠杆作用而离开髋臼，造成后脱位。髋关节屈曲 90°，外力作用于膝部沿股骨干方向向后，或外力作用于骨盆由后向前，也可使股骨头向后脱位。有时可合并髋臼后缘或股骨头骨折。

没有系安全带的司机，在紧急刹车的时候，躯体以踩在刹车板上的右下肢为轴旋转向前，左膝在屈膝屈髋 90°时撞击仪表盘。这样可以导致股骨头后侧脱位，通常不伴有骨折。如果髋关节屈曲较少，股骨头撞击髋臼后侧和后上部分，导致骨折脱位。

股骨头脱出髋臼可以导致股骨头骨折、压缩和划痕，在股骨头向前和向后脱位撞击盂唇的时候，剪切力可以发生在股骨头上表面、前上面和后上面，圆韧带撕脱骨折经常可以见到。撕脱块可以从很小的软骨块到大的骨软骨块。这些松动的骨块可以在复位后卡在关节间隙内。不取出这种碎块可以导致游离体症状和关节软骨损害。

伴随股骨颈骨折的髋关节脱位可以由两种机制造成：第一种暴力造成髋关节脱位，由于暴力仍未消散，股骨头顶在骨盆上，造成股骨颈和股骨干骨折；另一种机制是医源性损伤，在手法复位的时候导致股骨颈骨折。在所有报道的医源性股骨颈骨折中，都有股骨头骨折。这可能是由于外伤时股骨头吸收了大部分的暴力，导致没有移位的股骨颈骨折，这种骨折很难在复位前的 X 线片上发现。因而，在复位之前必须认真观察股骨颈有没有无移位骨折。另外，复位必须轻柔和控制力度，必须避免杠杆复位的方法。

二、分类

髋关节后脱位综合分型如下。

Type Ⅰ：没有伴发严重骨折，复位后没有临床不稳。

Type Ⅱ：难复性脱位，没有严重的股骨头和髋臼骨折。

Type Ⅲ：复位后不稳定或伴有关节内骨块，盂唇、软骨嵌顿。

Type Ⅳ：伴随需要重建稳定性或髋臼形态的骨折。

Type Ⅴ：伴随股骨颈或股骨头骨折（包括凹陷骨折）。

依据股骨头相对于髋臼的位置和伴有的髋臼、股骨近端骨折，Thompson 和 Epstein 将髋关节后脱位分为以下 5 个类型。

Ⅰ型：脱位伴有或不伴有微小骨折。

Ⅱ型：脱位伴有髋臼后缘孤立大骨折。

Ⅲ型：脱位伴有髋臼后缘的粉碎性骨折，有或无大的骨折块。

Ⅳ型：脱位伴有髋臼底部骨折。

Ⅴ型：脱位伴有股骨头骨折。

历史上中心性脱位一词是指不同类型的髋臼内壁骨折后，股骨头向内移位。准确说应该属于髋臼骨折部分，现在临床已逐渐不用这个术语了。

三、临床表现

有髋关节脱位和骨折脱位的患者会感到非常不舒服，患者无法活动患肢，可能有患肢远端麻木。外伤常常是由高能量创伤造成，例如交通事故、工业事故或从高处坠落。

复合伤的患者常常感到多处疼痛而无法明确说出特定位置的损伤。胸腹部、脊柱、四肢都会出现功能障碍而且表现不同。很多患者在到达急诊室的时候已经反应迟钝或意识不清而无法配合医生检查和评估。

单纯髋关节后脱位的患者表现为髋关节屈曲、内收、内旋和肢体短缩。虽然单纯的髋关节脱位容易诊断，但在伴有同侧肢体损伤的时候这些脱位的典型表现会改变，当髋关节脱位伴有同侧髋臼后壁或后柱骨折时下肢会维持在中立位，下肢短缩则不明显。同侧股骨或胫骨骨折也会影响脱位的表现。

正常骨盆平片上股骨头的大小应该对称，关节间隙也均匀对称。髋关节脱位患者的 X 线片除了头臼关系改变外，后脱位的患者股骨头会显得较小，而在前脱位的患者则表现较大。正常的 Shenton 线应该光滑连续。大小转子的关系提示髋关节旋转的位置。同时也要注意股骨干是否处在内收或外展的位置，股骨干在后脱位处于内收位，前脱位则处于外展位。

四、治疗

在处理高能量损伤患者时，医生应想到可能存在的髋关节脱位。建议所有钝器损伤导致精神异常或伴有局部体征和症状的患者拍骨盆前后位片，所有伴有严重下肢损伤、脊柱损伤或胸腹部损伤的患者拍摄骨盆前后位片。当然，清醒并且配合检查的患者如果没有血压不稳和局部症状体征就没有必要拍摄骨盆片。初次体格检查必须包括整个肢体。特别需要注意有无神经损伤。坐骨神经损伤很常见，在进行闭合或开放复位之前必须明确有无坐骨神经损伤。在一些重大的骨盆骨折中还常伴有腰骶丛神经损伤。膝关节前侧的皮肤擦伤提示暴力作用的部位和方向。如果患者有这些发现，还需排除是否有潜在的膝关节韧带损伤，髌骨骨折或股骨远端骨软骨骨折。骨盆环损伤和脊柱损伤也是常见的并发伤，必须注意这些部位的检查。最后，在手法复位前必须认真评估股骨颈以排除骨折。必须拍摄股骨近端正位片来评估这个部位。

髋关节脱位的诊断确立后，如果考虑手术，则必须再做一些其他放射学检查。通常这些检查是在成功闭合复位后进行，有时在难复性脱位准备开放复位之前进行检查。这些额外的检查包括以脱位的髋关节为中心摄前后位和内外旋45°X线片。必须仔细分析正位片，明确有无骨软骨块嵌顿和关节间隙不对称。髂骨斜位片投射角度垂直后柱，有利于分析后柱和前壁的完整性。闭孔斜位片可以很好地评估前柱和后壁。

CT对于判断有无伴发的髋关节骨折很有帮助。隐形骨折、划痕骨折和其他骨折都能在CT上看清楚，同时能准确判断骨折块大小及移位的严重程度，能够评估股骨头，发现小的嵌顿碎片，判断股骨头和髋臼的一致性。如果在一个没有脱位表现的髋关节CT图像上有气泡现象，提示关节曾脱位再自动复位。磁共振在髋关节创伤脱位中的价值并不明确。最近许多研究报道，磁共振可以判断有无盂唇破裂、股骨头挫伤和微骨折、坐骨神经损伤、关节内碎片和骨盆静脉栓塞。特别是在CT正常但不稳定的髋关节中，MR有助于判断潜在的盂唇破损。同位素扫描并不适合外伤性髋关节脱位后成像。Meyers等建议用同位素扫描预测髋关节脱位后的股骨头改变，但是研究并没有显示这个方法有多少价值。

许多研究显示，髋关节维持脱位的时间和后期的股骨头坏死有关，因而早期复位最重要，而伴随的髋臼和股骨头骨折可以亚急性处理。由于髋关节脱位患者经常伴有复合伤，一些伴有头部、腹部或胸部损伤的患者在进行全麻时可以进行快速闭合复位。在急诊室需要气管插管的患者也可以在气管麻醉下进行闭合复位。复位后髋关节稳定的患者可以进行牵引固定,但是牵引不一定必要。不稳定的髋关节脱位伴有骨折患者需要骨牵引,注意后侧不稳的患者保持患髋轻度外展外旋。进一步的手术治疗需等全身情况稳定后进行。

(一)闭合复位

快速复位是初步处理的目的。无论脱位的方向如何都可以用仰卧位牵引复位。如果有条件的话,最好在全麻下复位。如果不便立即进行全麻,可以在静脉镇静作用下进行闭合复位。注意在患者镇静起效前不要做复位的动作。

1.Allis 法复位

患者仰卧于低平板床上或地上。术者站在患髋侧旁,一助手固定骨盆,术者一手握住患肢踝部,另一前臂屈肘套住腘窝。徐徐将患髋和膝屈曲至 90°以松弛髂股韧带和髋部肌肉,然后用套在腘窝部的前臂沿股骨干长轴用力持续向上牵引,同时用握踝部的手压小腿,并向内外旋转股骨,以使股骨头从撕裂关节囊裂隙中回到囊内,此时多可感到或听到股骨头纳入髋臼的弹响,畸形消失,然后伸直外展患肢。此手法成功的关键是手法轻柔、稳妥,以松解肌肉和减轻疼痛,如肌肉松弛不够好,术者不能把股骨头拉到髋臼附近,另一助手可用手将大转子向前下推,协助复位。

2.Bigelow 法复位

患者仰卧位,助手双手置于患者双侧髂前上棘固定骨盆,操作者一手握住患肢踝部,另一前臂置于患者屈曲的膝关节下方,沿患者畸形方向纵向牵引,然后于持续牵引下,保持内收内旋位,屈髋 90°或 90°以上。然后外展、外旋、伸直髋关节,使股骨头进入髋臼内。即划一"问号"的方法,左侧为正问号,右侧为反问号,此方法需十分稳妥,不可猛力,其杠杆作用有发生股骨颈骨折的可能。

3.Stimson 法复位

患者俯卧于手术台上或车上,患肢下垂于桌边外,操作者握住小腿使髋膝关节屈曲 90°,一助手固定骨盆,屈曲膝关节,在小腿后面施加纵向向下牵引,同时轻柔地内外旋股骨协助复位。

以上 3 种方法中,以 Allis 法和 Stimson 法比较稳妥安全,也是最常用的复位方法。需注意的是由于有很大比例的患者具有复合伤,俯卧位有可能加重其他损伤。Bigelow 法在旋转复位时可能增加股骨颈骨折的风险。复位后应立即拍摄髋关节正侧位片和骨盆正位片。分析 X 线片确定关节对位是否良好,如果有髋臼骨折,则需要拍 Judet 位片。根据术后的体检和影像学检查,决定进一步的治疗方案,有不稳或髋臼内嵌顿的多需要手术治疗。

如果静脉镇静下复位不成功,患者需要到手术室进行麻醉下复位,如果麻醉下仍然不能复位则需要立即切开复位。在开放复位前,应该拍摄 Judet 位片,这两张斜位片对评估髋臼和制订手术计划很重要。条件允许的话,在复位前行 CT 检查,可以判断在平片上无法看清的关节内骨块或股骨头损伤。

一旦 X 线检查确定已复位,应立即检查髋关节稳定性。这个步骤最好在患者仍然处在静脉镇静作用下进行。如果有大的后壁或后上壁骨折,不应进行稳定性检查。在出现髋臼前后柱骨折移位时也不应做稳定性检查。髋关节屈曲至 90°～95°、旋转中立位,分别在内收外展和中立位,从前向后施加力量,如果感觉有半脱位,患者需要进一步检查诊断,牵引甚至手术。如果患者是清醒的,可能帮助医生判断有无不稳。Larson 回顾性研究了一系列髋关节脱位,发现在 17 例明显放射学不稳或关节对合不良的患者中,每一例最后都发展成创伤性关节炎。因而闭合复位最重要的原则是:如果有不稳,就需要手术探查和修复。

成功闭合复位和稳定性检查之后,患者应进行牵引等待 CT 检查。如果髋关节是稳定的,简单皮肤牵引就足够,于轻度外展位牵引 3～4 周,即可扶双拐下地活动,但 2～3 个月内患肢不负重,以免缺血的股骨头因受压而塌陷,伤后每隔 2 个月拍摄 X 线片 1 次,在 1 年左右证明股骨头血供良好,无股骨头坏死方可离拐,逐渐恢复正常活动。复位后如果不稳,或有骨块或关节对合不良,应采用胫骨结节牵引,根据髋关节不稳的方向适当调整骨钉的方向。髋关节后侧不稳骨钉应从前外向后内,这样可以使下肢轻度外旋保持髋关节稳定,如果是前侧不稳则做相反的调整。

两种情况下可以考虑 MRI 检查:第一种情况是在没有髋臼壁骨折或关节内碎块,但是髋关节不稳定的情况下需要做 MRI 检查。MRI 可以发现一些髋臼盂唇撕脱。第二种情况是在平片和 CT 上显示无法解释的髋臼间隙增宽,MRI 可以显示嵌顿的骨块或软组织。MRI 是理想的了解关节间隙异常增宽原因的方法,因为它可以鉴别是盂唇嵌顿、关节软骨嵌顿或者仅仅是血肿。

体格检查和影像分析结束后,可以进行最后的分级。最后的分级根据最严重的损伤决定。根据最终的分型来决定治疗方案。

(二)各种脱位的处理

Ⅰ型:脱位指单纯脱位,没有伴发骨折或小的髋臼缘骨折。体格检查显示良好的稳定性,不需要手术介入。这些患者予以皮肤牵引,在患者感到没有不适的时候即可开始被动关节活动锻炼,6 周内避免髋关节屈曲超过 90°和内旋超过 10°,关节肿胀消退后可以开始扶拐下地活动,建议扶拐 6～8 周,扶拐的时间根据患者获得正常的肌力和正常的步态决定。如果患者没有达到预计的恢复可以进行 X 线片检查。如果 CT 上显示的关节内小碎块处在髋臼陷窝而不是卡在关节内,这个骨块就没有什么意义。这是非关节区域,在这个位置的骨块就像在膝关节外侧沟一样不会产生症状。如果患者后期出现症状,就有必要考虑手术取出碎片。

Ⅱ型:指无法闭合复位的脱位。如果股骨头已经回到髋臼窝而关节间隙增宽,根据导致间隙增宽的原因,最终的分型一般是Ⅲ、Ⅳ或Ⅴ型。如果难复性髋关节脱位在术中诊断是由于软组织嵌顿的原因,分型还是属于Ⅱ型。Proctor 报道梨状肌缠绕股骨颈导致无法复位。Bucholz 和 Wheeless 报道 6 例难复性髋关节后侧脱位,手术显露和尸体解剖发现髂股韧带一部分宽阔的基底部连同后壁移位的骨块阻挡了后侧脱位的股骨头回纳髋臼。

不管是什么原因导致Ⅱ型脱位,应该立即切开,采用 Kocher-Langenbeck 切口。手术中在复位之前,应该先检查髋关节,骨折块是否和缺损大小一致。关节要彻底冲洗去除碎块和碎屑。注意髋臼和股骨头软骨的损伤,在正确的牵引下,使用轻柔的手法复位,在大转子上使用骨钩牵引有利于关节间隙观察。直接在股骨头上用力使其复位可以避免下肢强力牵拉和扭转。成功复位后,检查稳定性,如果在屈髋 90°的情况下后推仍然保持稳定,术后处理和Ⅰ型一样。如果发现关节不稳,需要探察明确原因。广泛的关节囊撕裂和盂唇破裂应该修复。关节内碎片嵌顿也是不稳的原因之一,术中 X 线检查可以帮助判断有无碎片嵌顿导致的关节间隙增宽。如果伴有股骨头或髋臼骨折,必须做内固定。

当面对一个广泛的髋臼骨折或难复性髋关节,应谨慎做有限的切口进行手术和复位,全面的骨折内固定应该在伤后 3～10d,血压稳定后进行。分阶段治疗重建更为可靠,理由如下:第一,在扩大的切口中进行髋臼骨折复位内固定不利于严重损伤患者的看护;第二,立即行髋臼手术导致大量失血,包括潜在的大量失血;第三,复杂髋臼骨折要求认真术前分析和计划,并需要转到有经验的医生那里治疗。

Ⅲ型脱位:没有伴发骨折,但是复位后的检查显示不稳或术后的影像学检查显示骨软骨或单纯软骨片或移位的盂唇嵌顿在关节间隙。如果没有伴发骨折也没有碎片嵌顿的髋关节复位后不稳,需要查 MRI。如果 MRI 图像显示广泛的盂唇分离,需要手术修复,小的盂唇分离和破裂或韧带和关节囊破裂更适合采用支具限制髋关节在稳定的范围内活动。如果支具固定 6 周后仍然不稳定则考虑手术探查和修复。关节内碎片不仅阻止关节复位,同样会导致关节软骨磨损。无论哪一种情况,如果碎片太小无法复位固定则必须取出。认真考虑切口以利取出碎片。切开关节囊的时候必须沿着髋臼缘切开以保护股骨头的血供。

注意取出所有 CT 上发现的碎片,好的器械有利于取出碎片。有时必须脱位髋关节来取出碎片。强力的脉冲灌洗有利冲出小的碎屑。术中必须行 X 线检查并对比健侧明确关节对位情况,检查关节稳定性,了解稳定的活动范围。必要时术后再使用支具 6 周保持关节在安全范围活动。患者使用拐杖根据情况逐步下地活动,积极配合髋关节周围肌肉锻炼。肌力恢复后可在 6 周后弃拐。

关节镜仍处在发展中,最终可能对取出关节内碎片有意义。手术需要牵引,可以使用牵引床或 AO/ASIF 股骨牵引器。术中需要透视监视下以安全插入关节镜器械。术后处理和切开手术一样。

Ⅳ型脱位:指伴有大的髋臼骨折块,需要手术重建。手术可以重建髋臼的稳定性。

移位的髋臼柱骨折需要手术固定重建关节平整性。Letournel 和 Judet、Mears、Matta 指出,骨折内固定成功后的效果令人满意。

Ⅴ型脱位:股骨头骨折伴髋关节脱位远期疗效都很差。Butler 做了一个治疗股骨头骨折的前瞻性研究。闭合复位不能解剖复位的股骨头骨块采用内固定,10 例患者中没有 1 个结果是好的。Mast 报道一种抬举股骨头凹陷骨折的技术,将凹陷骨折处抬升,松质骨填压软骨下骨,不需要使用内固定,目前这种方法的远期疗效仍待验证。

第四节 髋关节前脱位

髋关节前脱位发生率远较后脱位低。Thompsonand Epstein 根据股骨头的位置和伴随的髋臼骨折进行分类。文献报道,髋关节前脱位仅占创伤性髋关节脱位的 10%～12%。长期随访研究显示,前脱位的预后更差,这可能是由于相应的股骨头损伤所致。

一、发病机制

作用机制以杠杆作用为主,当患髋因外力强力外展时,大转子顶端与髋臼上缘相接触。患肢再稍外旋,迫使股骨头由关节囊前下方薄弱区脱出,髋关节囊前下方撕裂。如果发生车祸时驾驶员并没有意识到危险,右脚常是放在油门踏板上,髋关节外旋外展。在这个位置,膝关节的内面撞击仪表盘,导致右髋极度外展外旋并向前脱位。髂股韧带一般保持完整。股骨头可向前下移位,停留在闭孔内或向上向前移位,停留于耻骨上支平面,偶尔能引起股动静脉循环障碍,或伤及股神经。

二、分类

前脱位综合分类如下。

Type Ⅰ:没有并发严重骨折,复位后没有临床不稳。

Type Ⅱ:没有严重股骨头和髋臼骨折的难复性脱位。

Type Ⅲ:不稳定髋或伴有关节内骨块,软骨块,盂唇嵌顿。

Type Ⅳ:伴有需要重建髋关节稳定性或关节平整性的骨折。

Type Ⅴ:伴有股骨头或股骨颈骨折(骨折或凹陷)。

Epsttin 将髋关节前脱位分类如下。

(1)耻骨方向(向上)。

1)不伴有骨折(单纯)。

2)伴有股骨头骨折。

3)伴有髋臼骨折。

(2)闭孔方向(向下)。

1)不伴有骨折(单纯)。

2)伴有股骨头骨折。

3)伴有髋臼骨折。

三、临床表现

髋关节前脱位表现为下肢维持于外展和外旋、微屈的位置,并较健肢为长。在闭孔或腹股沟附近可触到股骨头,髋关节功能完全丧失,被动活动时引起疼痛和肌肉痉挛。有明确外伤史,X 线片可见股骨头在闭孔内或耻骨上支附近。

四、治疗

新鲜髋关节前脱位的治疗应尽早在麻醉下手法复位。

1.整复手法

患者仰卧位,麻醉方法同后脱位。一助手把住骨盆,另一助手握住小腿,屈膝90°,徐徐增加髋部外展、外旋及屈曲,并向外方牵引即加重畸形手法,使股骨头与闭孔或耻骨上支分离。此时术者站在对侧,一手把住大腿上部向外下按压,另一手用力将股骨头向髋臼内推进,同时在牵引下内收患肢,当感到股骨头纳入髋臼的弹响时即已复位,放松牵引后畸形消失。如手法复位失败,应早期切开复位。

2.术后处理

与后脱位相同,但在术后牵引固定时,应保持患肢于内收、内旋伸直位。对极少数闭合复位失败者,不宜多次重复,应立即切开复位。造成复位失败的原因,多为嵌入软组织,如股直肌、髂腰肌和撕裂关节囊及股骨头嵌入关节囊的"扣眼"引起,Epsttin 报道了前脱位后髂腰肌阻挡复位的情况。手术可以用 Smith-Peterson 入路,但是这个切口容易损伤股神经和股动静脉。可以采用其他一些暴露前侧关节囊的切口降低这种危险。复位后行皮牵引 3 周,然后扶拐下地行走。在闭孔脱位中,由于股骨头与闭孔前外侧相撞,易发生股骨头前上方压缩性骨折,有些学者建议在当 CT 片上显示股骨头压缩＞2mm 时,应撬起压缩部位并植骨。

第五节　膝关节外伤性脱位

与膝关节其他损伤相比,脱位相对少见。然而,有些膝关节脱位,由于在就诊前多自行复位故永远得不到诊断。急性膝关节脱位,因为畸形、疼痛和肿胀,诊断常显而易见。在有自发性复位的肥胖患者和多发伤的患者,诊断可能更难。不能正确诊断膝关节脱位会降低腘动脉损伤的诊断率,造成灾难性的并发症。

一、分类

对膝关节脱位有不同的分类,包括开放或闭合、高速或低速、可复位或不可复位。还根据胫骨相对于股骨的位置分类(前、后、内、外或旋转)。

二、血管损伤

创伤性膝关节脱位的诊断和治疗的首要任务不是韧带而是肢体的血管情况。在膝关节脱位中,腘血管的损伤是常见的,尤其在前脱位,因为相对固定的腘血管受到牵拉,致使内膜破裂及可能继发血管堵塞。在文献中报道的腘动脉损伤的发生率接近 25%。损伤后 6~8h 内手术修复血管效果最好,但 8h 后试图修复血管则有 86% 的截肢率。当首次接诊时,如患者肢体的周围循环减弱,应尽快将脱位复位,然后再仔细评价肢体的循环状态。伤后头 48~72h 应密切观察,肢体可能由于内膜撕裂造成症状加重和引起血栓形成。对任何血液循环有疑问或外周无脉搏的患者均应尽快行股动脉造影或多普勒检查。

三、其他伴随损伤

除了腘血管,外膝周其他结构的损伤可能是广泛和严重的。在所有的报道中均涉及到常常发生的髁间嵴骨折和其他的骨软骨骨折、半月板撕裂和腓神经损伤。若没有前后交叉韧带的损伤可能也不发生膝关节脱位。然而,在膝伸直位向前或向后脱位的患者,一定的内侧和外侧的稳定性可能还会保留,因为股骨髁上的交叉韧带被干净地剥离时,关节囊和副韧带还会附着,当复位时,又回到原位。膝关节脱位累及前交叉韧带(ACL)的接近50%,多发生于股骨附着和胫骨附着处。膝关节脱位时75%后交叉韧带(PCL)从其股骨附着撕脱,其次是韧带中部撕裂和胫骨附着处的撕脱。

膝关节脱位伴神经损伤占16%~40%。通常为腓神经损伤,接近一半的神经损伤导致永久的神经功能缺陷。Montgomery等报道43例膝关节脱位的患者中,发生腓神经和胫神经损伤的占30%。

四、治疗

对确诊的膝关节脱位患者,现在大多数主张早期行韧带修复或重建、积极地康复,尤其是年轻活动多的患者。

膝关节复位后,应该对其不稳定性做出判断,需要仔细观察复位后的X线片,确定复位为解剖复位。有时后外侧脱位复位时,内侧关节囊和胫侧副韧带结构被嵌在关节内。X线片会提示轻度的非解剖复位,常沿着内侧关节线出现小的凹陷、皱纹或沟,需要立即切开复位。其他需要立即手术的指征包括动脉损伤、开放性损伤和小腿的筋膜间室综合征。

当闭合解剖复位成功后,在最稳定的位置用后石膏托固定膝关节。最好采用屈膝30°~45°,因为这时后关节囊、后外侧和后内侧角的结构靠拢,消除腘血管的张力。避免用管型石膏,以便密切观察神经、血管状态。如72h后血管状态保持稳定,建议用手术方法修复或重建所有破裂的关节囊、副韧带和交叉韧带。对常坐位生活方式的老年人和对肢体生理要求很少的患者,用闭合的保守方法可达到满意的结果,但对要求最大稳定功能的年轻人采用早期修复或重建破裂的结构是有益的。

当血管造影确认循环损伤和异常时,立即修复损伤的腘血管可能挽救肢体。由于非手术治疗而耽误或期望关节周围侧支循环会提供足够的外周循环的想法都是在冒险。在损伤6h内进行血管修复的截肢率为6%,在8h内进行修复的截肢率升为 11％，延迟到 8h 后修复的截肢率为 86％，血管损伤不修复的截肢率为 90％。需要修复腘血管时，建议不同时进行广泛的韧带重建。当显露腘动脉时可简单地缝合几针后关节囊，但广泛的修复和重建应予推迟。副韧带和关节囊结构的修复和交叉韧带的修复或重建可在血管修复 2 周后安全有效地进行。那时以前的手术切口应已愈合，腘动脉已完整建立，韧带组织的质量仍可满意进行重建或修复。一般来说，早期修复损伤较外侧和后外侧延迟重建的效果更好。

第四章　骨与软组织肿瘤诊疗

第一节　常见良性骨肿瘤

一、骨瘤

骨瘤是骨面上突出的良性肿物,内部为间充质细胞产生的正常成熟的骨结构,即致密的正常骨。病灶几乎都在颅骨和下颌骨。

多发性骨瘤伴有结肠息肉、软组织纤维瘤和皮肤的皮样囊肿,称为 Gardner 综合征。

(一)诊断

1.流行病学

(1)年龄:30～50 岁。

(2)性别:男女发病比例为 2:1。

(3)部位:70%在额窦和筛窦内,少见于长短管状骨。

2.临床表现

无症状且肿瘤发展缓慢。

3.X 线表现

有两种类型:一种为致密型,肿瘤骨密度高,圆形或椭圆形,边缘清晰,周围无反应性软组织肿胀,周围无骨膜反应;另一种为疏松型,骨质密度低,肿瘤常常较大,周围有硬化带。

4.病理表现

镜下见致密粗大的骨小梁,骨小梁成熟同正常骨的板层,少见或见不到哈佛管,骨细胞的数量不一。

(二)治疗

无症状的骨瘤可不予治疗。对邻近组织构成压迫出现相应症状者应手术治疗。

二、骨样骨瘤

骨样骨瘤由异常骨样组织、成骨细胞组成,其外包绕着反应性骨质。

(一)诊断

1.流行病学

(1)年龄:5～20岁。

(2)性别:男性较女性多见。

(3)部位:70%～80%的病损在长骨,最常见于股骨、胫骨和肱骨的骨干或骨骺端,其次是脊柱、足骨、手骨。

2.临床表现

典型的表现是患者长骨有持续数月的钝痛,夜间加重,服用水杨酸制剂或非甾体抗炎药可缓解。

3.X线表现

大多数在骨干皮质内,呈现小的圆形或椭圆形的放射透明巢,直径很少超过1cm,常有致密的硬化骨包绕。CT对发现瘤巢最有价值,可显示一个局限的小的低密度瘤,周围包绕着大范围的高密度反应骨形成,需与疲劳骨折、骨髓炎、骨脓肿、骨岛鉴别。

4.病理表现

大体标本,骨样骨瘤是一小的、圆形或椭圆形、樱桃红或红棕色、直径为1cm或更小的肿瘤。组织学上,骨样骨瘤由界限清楚的交织呈网状的不规则的骨小梁和骨样矿化基质组成,可见局灶性骨母细胞在骨小梁边缘排列,有大量扩张毛细血管的纤维血管结构提供给肿瘤血运,骨样骨瘤的疼痛是由大量的瘤巢内的无髓神经轴索传导的。

(二)治疗

骨样骨瘤的标准治疗是完整切除瘤巢。

三、内生软骨瘤

内生软骨瘤为良性骨内肿瘤,由分化良好的软骨小叶组成,其可能是一种起始于软骨的错构瘤。

(一)诊断

1.流行病学

(1)年龄:可见于任何年龄组。

（2）性别：男女发病率相同。

（3）部位：约 2/3 位于手部的短管状骨，大部分位于近节指骨，其次为掌骨、中节指骨以及远节指骨。很少一部分位于足的管状骨。

2.临床表现

内生软骨瘤生长缓慢，体积小，几乎无血管，故长期无症状。若有症状，主要是因为部位表浅，如手部的管状骨易因骨膨胀刺激引起局部肿痛，或因病理骨折引起疼痛。而在四肢长骨，大部分内生软骨瘤均无症状，仅因其他疾病或病理性骨折在拍 X 线片时被发现。

3.X 线表现

内生软骨瘤表现为边界清楚的溶骨区，有时由于肿瘤软骨的分叶状结构形成多环状，肿瘤生长较慢，有硬化缘，骨皮质变薄，有轻度膨胀。位于长骨的内生软骨瘤在干骺端呈中心性或偏心性生长，大小不等，以溶骨为主，可伴有钙化阴影。

4.CT

病变表现为烟圈样或爆米花样，比 X 线平片更能明确钙化的情况。

5.MRI

清晰显示髓腔内侵犯范围。骨扫描提示病变处浓聚。肿瘤生长活跃阶段，浓聚更明显。

6.病理表现

由于其主要为透明软骨，故在肉眼下很有特点。肿瘤组织由白而亮的透明软骨形成分叶状，几乎无血液。镜下为分化良好的成熟软骨组织，软骨细胞分布疏松，呈圆形，核浓染，细胞群成串排列，多为单核，双核细胞罕见。病变区域内可有黏液组织，可见梭形细胞与黏液。

（二）治疗

（1）手部的内生软骨瘤若无症状可以暂不处理，也可刮除、植骨治疗。

（2）位于长骨的无症状的、已钙化的内生软骨瘤一般无须治疗。

（3）那些有症状的、溶骨的软骨瘤，则需外科治疗。由于刮除时可能有肿瘤组织残留，所以手术时如能将硬化边缘一并切除则效果更好，残腔可用酒精、石炭酸等处理，以减少术后复发。

（4）对于复发的病例，需行广泛的切除。

四、多发内生软骨瘤病

多发内生软骨瘤病 1899 年由 Ollier 首先描述，故称为 Ollier 病，与多发骨软骨瘤不同。本病无遗传倾向。

（一）诊断

1.流行病学

（1）年龄：约 90% 的病例发生在 30 岁以前。

（2）性别：男性较女性多见。

（3）部位：多发性、不对称性分布，多在身体的一侧发病。

2.临床表现

病变与单发内生软骨瘤类似。容易发生恶变，恶变率为 30%～50%，通常恶变为软骨肉瘤，也有纤维肉瘤、恶性纤维组织细胞瘤、骨肉瘤。

（二）治疗

（1）引起症状的多发内生软骨瘤需外科治疗，有时需切除或截肢，但若切除拇指，要非常慎重。

（2）骨畸形可通过截骨矫正。有骨折倾向的，可以进行病灶切除，相应内固定。

（3）疑有恶变的病例，可行广泛切除。

五、Maffucci 综合征

Maffucci 综合征是一种以多发的内生软骨瘤合并软组织血管瘤为特点的、少见的先天性、非遗传性中胚层发育不良导致的疾病。

（一）诊断

1.流行病学

（1）年龄：与 Ollier 病相同。

（2）性别：男、女发病率相同。

（3）部位：与 Ollier 病相同。

2.临床表现

除了有 Ollier 病所具有的临床体征外，还有软组织多发血管瘤，肢体的短缩、畸形常是最易见到的体征。易恶变为软骨肉瘤。

（二）治疗

治疗原则同多发内生软骨瘤病。

六、骨软骨瘤

骨软骨瘤即外生性骨疣，可分为单发性与多发性两种。在良性骨肿瘤中，骨软骨瘤最常见。

（一）诊断

1.流行病学

（1）年龄：儿童或青少年多发。

（2）性别：男性多见。

（3）部位：长骨的干骺端，特别是股骨下端、胫骨上端、肱骨上端最为好发。下肢发病多于上肢。骨盆、肩胛骨、脊柱相对少见。

2.临床表现

单发性骨软骨瘤是发生在骨表面的骨性突起。肿瘤生长缓慢，疼痛轻微或完全无症状，局部探查可触及一硬性包块，无压痛，骨软骨瘤位于关节附近可引起关节活动受限，邻近神经血管也可以引起压迫症状。骨软骨瘤常可发生骨折引起局部疼痛，恶变率约为1%。

3.X线表现

典型的X线表现是在骺板附近骨表面的骨性突起，与受累骨皮质相连部可有窄蒂和宽基底两种，但其特点是受累骨与骨软骨瘤皮质相连续，之间没有间断，病变的松质骨与邻近的骨干髓腔相通。骨软骨瘤的生长趋向与肌腱或韧带所产生力的方向一致，一般是骨骺端向骨干方向生长。肿瘤表面有透明软骨覆盖，称为软骨帽，其厚薄不一。薄者，X线不易显影；厚者则可见菜花样致密阴影，但边界清楚。软骨帽的厚薄与生长年龄相关。年轻患者软骨帽可相对较厚，成年时则较薄。儿童软骨帽超过3cm时才考虑恶变可能，而成年人软骨帽超过1cm则有恶变的可能，临床上需要警惕。

4.病理表现

肿瘤的纵切面上，显示以下三层典型结构：表层为血管稀少的胶原结缔组织，与周围骨膜衔接并与周围组织隔开；中层为灰蓝色的透明软骨，即软骨帽盖，类似于正常的软骨，一般为几毫米厚；基层为肿瘤的主体，外缘为皮质骨与正常骨相连，内部为松质骨，与宿主骨髓腔相通。镜下生长期骨软骨瘤患者的软骨帽的组织学表现类似于骨骺板。

（二）治疗

无症状或发展缓慢者可以不做手术，密切观察。

手术适应证为：①成年后持续生长；②出现疼痛；③影响关节活动；④肿瘤较大影响外观；⑤有邻近骨骼、血管、神经压迫症状；⑥位于中轴部位，如骨盆、肩胛骨、脊柱等；⑦怀疑有恶变倾向。

手术时应做骨软骨瘤的膜外游离，充分显露，并于基底部周围的正常骨边缘做整块切除。基底部切除过少,局部可遗留有骨性突起。软骨帽切除不净,易于复发。位于中轴骨(即躯干、头颅、胸廓骨)的骨软骨瘤,即使没有恶变征象,手术切除也应相应广泛,以减少术后复发。

七、遗传性多发性骨软骨瘤

遗传性多发性骨软骨瘤主要有 3 个特征:①遗传性;②骨短缩与畸形;③易恶变为软骨肉瘤。

(一)诊断

1.流行病学

(1)年龄:较单发性骨软骨瘤发病早,20 岁以后少见。

(2)性别:男性多于女性,男女发病比率约为 3∶1。

(3)部位:多发性骨性包块通常较对称是本病最重要的症状和体征。

2.临床表现

大约 2/3 的患者具有明显的遗传性。在一个家族中,如果某个男性发病,而他的子女不会发病;相反,在同一家族中即使某个女性患者表面上正常,她也有可能将此病传给后代。

(二)治疗

多发性骨软骨瘤与单发骨软骨瘤一样,随人体生长,骺闭合后也停止生长。由于其多发性,外科治疗难以做到全部切除,所以选择手术的适应证是:①肿瘤较大影响美观;②有临床症状,压迫邻近血管神经;③引起邻近关节活动障碍;④存在畸形;⑤肿瘤有恶变征象,瘤体在成年后继续生长或突然生长,影像学提示有恶变或那些位于中轴骨的骨软骨瘤。

多发性骨软骨瘤的预后与单发性骨软骨瘤相同。手术后效果好,局部复发率低。手术应完整切除软骨帽。本病的恶变率明显高于单发性骨软骨瘤,多为单个肿瘤恶变为周围性软骨肉瘤,文献报道其恶变率为 5%～25%。需长期随诊观察。

八、骨母细胞瘤

骨母细胞瘤是少见的由骨母细胞形成的良性成骨肿瘤。骨母细胞生成网状原始骨片,形成突出的肿瘤边缘。

(一)诊断

1.流行病学

(1)年龄:发病年龄高峰在 10～30 岁,范围是 5～70 岁。

（2）性别：男性更为常见（男：女＝250：1）。

（3）部位：好发于脊柱，尤其是身体后面部分，如盆骨（40％～55％病例）。其他部位，如股骨近端、股骨远端和胫骨近端较为常见。骨母细胞瘤较少发生于跗骨（距骨和跟骨）。

（4）发病率：约占全部骨肿瘤的1％。

2.临床表现

前期症状的持续期在1周至2年不等，绝大多数病例接近6个月。骨母细胞瘤的进展速度要快于经典的骨样骨瘤，这与其更强的自溶属性及缺少生长限制的特性相一致。它可以引起疼痛、肿胀、不适以及功能障碍，特别在脊髓损伤时，从而要求更早期的治疗。疼痛是最主要的症状并且大多被描述为剧烈性的。在一些病例中会出现夜间疼痛加剧及服用阿司匹林可缓解疼痛的现象。脊柱骨母细胞瘤与骨样骨瘤有相似的症状和体征，如后背痛、脊柱侧凸和神经根压迫症状。

3.X线表现

骨母细胞瘤基本上是周边溶骨形成的圆形或卵圆形缺损，限于反应骨的骨膜壳。在脊柱X线片上，呈现动脉瘤样骨囊肿样图像。肢体肿瘤是干骺端溶解缺损伴一个薄层骨膜壳。大的肿瘤也产生动脉瘤样改变。一些肿瘤发生在骨膜下，仍限制在骨膜骨壳中。大多数骨母细胞瘤为溶骨性，不到30％为中心钙化。骨母细胞瘤直径从2cm到大于15cm不等，多数在3～10cm范围。继发动脉瘤样骨囊肿样变化的肿瘤通常较大。

4.病理表现

大体标本上骨母细胞瘤有极其丰富的血供，因此它是红色或红棕色，通常肿瘤骨有砂砾样或砂纸样黏度。肿瘤通常为卵圆形，带有较薄的皮质骨和薄的骨膜反应骨壳。在囊样病变中，明显可见类似动脉瘤样骨囊肿的血腔。肿瘤和髓腔的分界是清楚的，通常有反应骨。骨母细胞瘤有与骨样骨瘤一致的组织学特征。肿瘤是针状网状骨或是骨小梁。这些针状骨是偶然或是无秩序排列的，由单层骨母细胞排列而成。血运丰富，经常可见散在的红细胞。骨母细胞是以有丝分裂增殖的，没有异型性。弥散分布的破骨细胞型的多核巨细胞类似于骨巨细胞瘤的巨细胞表现。

（二）治疗

骨母细胞瘤可通过刮除术治疗。大的病变可行切除术。

九、软骨黏液样纤维瘤

软骨黏液样纤维瘤是主要由黏液样软骨组成的软骨来源的良性肿瘤。

（一）诊断

1.流行病学

（1）年龄：10～30岁。

（2）性别：男多于女。

（3）部位：好发于长骨干骺端和跗骨，尤以胫骨近端最多见。

2.临床表现

疼痛为主要症状，少数无症状者可因拍X线片而偶然发现。自然病程生长缓慢，很少长到很大，边缘有反应骨，多为2期活跃性病变，1期者很少，但可发展为3期侵袭性病变，穿破骺板侵入骨骺和周围软组织。未见恶变为软骨肉瘤病例。

3.X线表现

病变表现为干骺端的边界清楚、偏心性、低密度阴影，呈"扇贝"样缺损，病灶常呈分叶状，有时可见多个。Codman三角罕见，明显的钙化不常见。

4.其他影像学检查

放射性核素扫描、CT、MRI等。

（二）治疗

手术治疗为主，2期病变行刮除术，复发率小于10％，而3期病变刮除后复发率太高，必须广泛切除。

十、软骨母细胞瘤

软骨母细胞瘤为来源于幼稚软骨细胞（软骨母细胞）的良性肿瘤。

（一）诊断

1.流行病学

（1）年龄：10～20岁。

（2）性别：男多于女。

（3）部位：好发于长骨的二次骨化中心，最多见的部位是长骨的骨骺和骨突，依次为股骨、肱骨和胫骨。有时可见于无二次骨化中心的小骨（如距骨）和扁平骨的骨突（如髂骨翼）。

2.临床表现

主要症状为间断性疼痛和邻近关节的肿胀，在膝关节有时表现极似关节内紊乱。

3.自然病程

大部分病变为 2 期活跃性病变,有症状,生长缓慢。小部分为 3 期侵袭性病变,病变向邻近关节或软组织浸润,可穿透骺板进入干骺端。软骨母细胞瘤恶变者罕见,多位于骨盆,有放疗史。"良性"病灶的远处转移罕见。

4.X 线表现

通常病变表现为二次骨化中心内小圆形、2~4cm 的低密度阴影,边界清楚,周围有反应骨形成硬化缘,病灶内可见点状钙化,但不是主要的特征。有时病变未突破硬化缘,但已出现畸形。

5.其他影像学检查

放射性核素扫描、CT、MRI 等。

(二)治疗

(1)为了避免因污染所致的复发,手术入路一般不要经关节,但经骺板的入路有可能导致生长畸形。当考虑到患者的年龄和病变的部位,认为经骺板手术所致的生长畸形比较小时,首选经骺板手术,从而避免关节内复发的危险。

(2)刮除 2 期病变,复发率接近 10%,若病灶较大需要植骨。对于年龄较小的患者,在经骺板入路后,为了减少畸形的发生,可以填入脂肪或人工合成物。

(3)3 期病变复发率很高(刮除后约为 50%),刮除后可用物理方法如甲基丙烯酸甲酯处理残腔,但有损伤骺板的危险。广泛的大块切除后复发率极低,但有可能导致部分功能丧失。

(4)伴有关节内种植的复发性软骨母细胞瘤,需行关节外的大块切除。

第二节　骨巨细胞瘤

骨巨细胞瘤是一种良性的、有局部侵袭性的肿瘤,瘤组织由大片瘤样的卵圆形的单核细胞组成,中间点缀着均匀一致的类似破骨细胞样的巨细胞。骨巨细胞瘤是一种最有争议的骨肿瘤。一般 20%~40% 的骨巨细胞瘤有持续进展的潜在恶性,5%~10% 的患者要经历肉瘤恶变,甚至在外观上还没有恶变就已发生转移。

一、诊断

1.流行病学

(1)年龄:发生在已经骨骼发育成熟的患者中,20~40 岁高发。尽管有 10%~

15％的病例发生于 20 岁以内,但是未成年人极少患骨巨细胞瘤。

(2)性别:女性患者稍多。

(3)部位:多侵犯长骨末端,以股骨下端、胫骨上端、桡骨远端、肱骨近端为最多。大约 5％的骨巨细胞瘤发生于扁骨,以骨盆为最多见。椎骨之中最常发生于骶骨,其他椎骨较少累及。多中心性骨巨细胞瘤罕见。

(4)发病率:占骨的所有原发性肿瘤的 4％～5％,骨的良性肿瘤的 20％。

2.临床表现

骨巨细胞瘤患者典型的临床表现有疼痛,肿胀,经常性的关节活动受限;3.5％～10％的患者可以出现病理性骨折。持续加重的剧痛为最常发生的也是首发的症状,并伴随局部肿胀和压痛。许多患者表现为邻近关节运动功能受限,最常发生在膝关节。病理性骨折很少发生,但偶尔也会为首发症状。

3.X 线表现

长骨病损处的 X 线平片通常显示膨胀的偏心状的溶骨性破坏。损伤通常累及骨骺和邻近的干骺端;常常向上延伸到软骨下板,有时甚至侵犯到关节。肿瘤很少局限于干骺端,青少年患者通常在肿瘤发生处与开放性的生长板有关,但偶尔也见于老年患者。骨干的损伤少见。

4.CT

比 X 线平片能更准确地评估骨皮质的变薄和破损。

5.MRI

在评价骨内侵袭的程度,定出受累软组织的边界和受累关节方面比 X 线和 CT 更具有优势。典型的骨巨细胞瘤在 MRI 的 T_1 加权像上显示由低到中等的信号强度,而在 T_2 加权像上显示由中到高的信号强度。T_1、T_2 低信号区域均显示有大量的含铁血黄素。

6.病理表现

组织病理学的外观特点是具有圆形或多角状卵圆形或拉长了的单核细胞,均匀充斥于无数的带有 50～100 个胞核的非常大的破骨样的巨细胞中间。基质细胞的胞核在染色性状方面非常类似于破骨细胞的胞核,染色质呈稀疏状,有 1～2 个小核仁。胞浆不明显,细胞之间几乎没有胶原。核分裂象总是存在,每 10 个高倍镜下有 2～20 个不等。现在广泛认可的是典型的大的骨巨细胞不是肿瘤性的。有着肿瘤样成分的单核细胞,被认为是起源于原始的间充质基质细胞。

二、治疗

(1)通过刮除术,植骨或骨水泥填充,冷冻疗法,或石炭酸烧灼法的治疗,局部复发率大约有25%。通常2年之内可见复发。

(2)2%的骨巨细胞瘤的患者可出现肺转移,平均在原发瘤诊断后的3～4年内发生。这些转移瘤有些生长非常缓慢(良性转移性肿瘤),甚至有些能自发消退。一小部分肿瘤是进展性的,可以导致患者死亡。

(3)骨巨细胞瘤对化疗不敏感,对于脊椎、骶骨等部位难以完全手术切除的GCT可以采取放射治疗。

第三节　骨原发恶性肿瘤

一、骨肉瘤

骨肉瘤一般指经典型骨肉瘤,是原发髓内高度恶性的肿瘤,由增殖肿瘤细胞直接产生骨或骨样组织为特点的恶性肿瘤。

(一)诊断

1.流行病学

(1)年龄:最常发生在10～20岁,60%发生在25岁以下。

(2)性别:男性好发,男女发病比率为3∶2。

(3)部位:好发在四肢长骨上,尤其是股骨远端、胫骨近端和肱骨近端。这种肿瘤好发于干骺段(91%)或骨干(9%)。尽管长骨是原发传统骨肉瘤最常见的发病部位,但是非长骨(如下颌骨、盆骨、脊柱和颅骨等)的病变随年龄的增长发病率可能增高,可以出现多中心的或跳跃性的病灶。

(4)发病率:4～5/1 000 000。

2.临床表现

骨肉瘤最常见的临床表现是疼痛和肿块,症状基本上持续超过几周或几个月。疼痛可放射至邻近关节,初期疼痛多为间歇性隐痛,随病情发展疼痛逐渐加重,多发展为持续性疼痛,休息、制动或者一般止痛药无法缓解。随后疼痛部位可以触及到肿块,可伴有关节活动受限,但关节积液并不常见。体格检查可能发现局限肿块,有疼痛和压痛。运动受限,局部发热和毛细血管扩张。在病情进展期,常见到局部炎症表现和静脉曲张。病理性骨折发生在5%～10%的患者中,多见于以溶骨性病变为主的骨肉瘤。尽管转移瘤可发生在许多部位,但是肺转移瘤还是最为常见。骨骼是其次好发的转移部位。约 80％的患者在肿瘤发现前肺内可能就已经存在微小转移灶。

3.实验室检查

血浆碱性磷酸酶(AKP)和乳酸脱氢酶中度至大幅度升高,大多数病例可以观察到 AKP 的升高,且与肿瘤细胞的成骨活动有关,但是肿瘤组织中 AKP 水平和血浆中 AKP 水平没有确切的数量关系。较 AKP 的诊断价值更为重要的是该指标对于预后的意义,如果手术完整切除肿瘤,AKP 可以下降至正常水平;如果术后该指标没有下降到正常水平,或仍处于较高水平则多提示存在肿瘤转移或肿瘤有残留。

4.X 线表现

一些骨肉瘤成骨明显("成骨型"),另一些则以溶骨性破坏为主,可见呈蜂窝状、退行性变或呈毛细血管扩张样改变的肿瘤。传统骨肉瘤的影像学表现是极其多样的,可能表现为完全成骨性的,也可能是溶骨性的。大多数的病例中,都表现为溶骨性和成骨性混合病灶,并伴随皮质骨破坏和肿瘤侵犯软组织。当肿瘤穿破皮质,侵入到软组织内形成最具特征的影像学改变,即特征性骨膜反应。垂直干骨膜呈放射样平行排列的针状骨膜反应,即"怒发冲冠"征,或排列成由骨膜上一点向外放射,即日光放射征。Codman 三角,此种骨膜反应是由反应骨形成,后者位于被穿破皮质肿瘤组织所顶起的正常骨外膜和肿瘤向骨外浸润部位与皮质骨之间。

5.CT

在术前判断肿瘤的范围上有帮助。

6.MRI

在术前判断肿瘤的范围上有帮助。

7.^{99m}Tc 核素骨扫描

可提供关于骨转移、多中心和系统疾病的信息。

8.病理学表现

经典骨肉瘤被认为是一种"梭形细胞肉瘤"。诊断骨肉瘤在病理切片上必须见到骨样基质。后者是致密、粉红色、多型性的细胞间物质。有时需要区分它与其他的嗜酸性粒细胞外物质如纤维和淀粉。经典型骨肉瘤可分成 3 种主要亚型:成骨型(50％)、成软骨型(25％)和成纤维型(25％)骨肉瘤。其他少见的骨肉瘤亚型包括:毛细血管扩张型骨肉瘤,小细胞骨肉瘤,骨旁骨肉瘤,骨膜骨肉瘤,高度恶性的表面骨肉瘤,低恶性度中心性骨肉瘤,多中心骨肉瘤,继发性骨肉瘤等。

9.鉴别诊断

鉴别诊断主要通过病史、影像学和组织病理检查。

（1）慢性骨髓炎：慢性骨髓炎发病隐匿，患者主诉为轻至中度骨痛，无全身症状，很少有功能障碍。实验室检查很少有阳性发现，大部分患者红细胞沉降率轻度增快，血培养很少阳性。X线表现为干骺端髓腔内斑片状、虫蚀样骨破坏和层状葱皮样的骨膜反应。骨髓炎的骨破坏同时有骨质增生、骨破坏与修复性、反应性增生存在。当骨破坏广泛后则多有死骨出现，死骨是诊断骨髓炎的特殊征象。骨髓炎的破坏有向骨骺蔓延的倾向。骨髓炎在病程进展后软组织肿胀可逐渐消退，无软组织包块出现。活检有助于诊断。

（2）尤文肉瘤：尤文肉瘤是儿童常见的原发恶性骨肿瘤，常发生于长骨和骨盆，经常侵犯骨干。骨膜反应可呈葱皮样改变，但增生的骨膜中多可见到不规则的骨破坏，邻近软组织也往往有瘤组织侵入，CT和MRI可清楚显示。临床上多疼痛剧烈，伴有发热、白细胞轻度增多。

（3）骨巨细胞瘤：骨巨细胞瘤好发年龄为 20～40 岁，常见于长骨骨端，偏心的圆形或椭圆形溶骨性破坏，逐渐向四周膨胀性发展，但以横向发展更明显。肿瘤膨胀改变明显后受侵骨皮质变薄，骨外膜在皮质外有新生骨形成，形成薄的骨包壳。包壳若呈分页状、多房状，则X线平片表现为多房样，包绕溶骨性破坏密度减低区，其内不见钙化或骨化致密影。

（4）疲劳骨折：疲劳骨折多见于新兵和各种运动员，发病部位以跖趾骨多见，其次为胫骨。主要表现为局部隐痛或钝痛，负重行走后加重，休息后好转。查体见局部压痛，有时有局部软组织肿胀，少数患者可触及硬块。X线表现为局限性大量平行骨膜反应、骨痂及大量骨髓内生骨痂，MRI可发现骨折缝。

（二）治疗

骨肉瘤的治疗以大剂量个体化新辅助化疗和手术为主。目前，在新辅助化疗和正确手术方案的基础上，5 年无瘤生存率为 50%～70%。手术的方案应根据术前化疗的效果及肿瘤的外科分期而定。此外，还要参考患者及其家属的意愿，患者的年龄、心理状态，肿瘤的部位、大小，软组织、神经血管束的情况，可预见的术后功能等。有计划地、合理地应用现有的治疗手段，以期最大幅度地根治、控制肿瘤，提高治愈率，改善患者的生活质量。

1.术前化疗

Ⅱ、Ⅲ期骨肉瘤的化疗应该在骨肿瘤专科进行，并由具有足够经验的骨肿瘤专家或在其指导下施行。化疗的疗效评价参照临床、影像学和术后 Huvos 化疗坏死率分级。

(1)推荐药物:阿霉素、顺铂、大剂量甲氨蝶呤和异环磷酰胺。

(2)给药方式:序贯用药和联合用药,静脉或动静脉联合给药(甲氨蝶呤和异环磷酰胺不适合动脉给药)。

(3)用药时间:1~2周期,1~2个月。

2.手术治疗

(1)手术治疗原则:手术切除是骨肉瘤的主要治疗手段,分为保肢手术和截肢手术,现在90%以上的肢体骨肉瘤患者可成功保肢。在保肢手术成为肢体肿瘤外科治疗主流的今天,患者的生存率并未下降,局部复发率为5%~10%,与截肢治疗的生存率、局部复发率相同。骨肉瘤广泛性切除术为在肿瘤周围正常肌肉和软组织内切除,截骨在MRI确定的髓腔内肿瘤侵犯范围上3~5cm,肿瘤切除各外科边界均为阴性。

(2)保肢手术的适应证:①四肢和部分中轴骨的肿瘤,软组织内的侵犯程度中等;②主要神经血管束未被侵犯,肿瘤能获得最佳边界切除;③无转移灶或转移灶可以治愈;④患者一般情况良好,无感染征象,能积极配合治疗。

(3)保肢手术的禁忌证:瘤体巨大、分化极差、软组织条件不好的复发瘤,或者肿瘤周围的主要神经、血管受到肿瘤的侵犯以截肢为宜。

(4)保肢手术的重建方法:保肢手术的重建方法包括瘤骨骨壳灭活再植术、异体骨半关节移植术、人工假体置换术(最常用)和关节融合术等。

(5)保肢术后肢体功能评价:参照1993年美国骨肿瘤学会评分系统(MSTS评分)。该功能评分系统是基于分析疼痛、功能活动及心理接受程度等全身因素及分析上肢(手的位置,手部活动及抬举能力)或下肢(是否需要外部支持,行走能力和步态)的局部因素而建立的。这6种因素的每一种分为0、1、2、3、4、5六个级别。

3.术后化疗

(1)术前化疗敏感:维持术前化疗药物种类和剂量强度。

(2)术前化疗不敏感:加大剂量强度或加用二线药物,如紫杉醇、VP-16、VEGF拮抗剂等。

(3)给药方式:序贯用药和联合用药。

(4)用药时间:5~6个月(4~5周期),保证化疗剂量强度。

4.骨肉瘤肺转移的治疗

肺转移灶治疗的关键是早期发现,早期治疗,应改变化疗方案,增大药物剂量或尝试新的药物,并积极手术切除肺转移灶。

5.放射治疗

目前已不属于原发骨肉瘤的常规治疗。由于单纯保肢手术的局部复发率较低，缺乏使用辅助放疗的适应证。成骨肉瘤放疗所需的有效剂量很高，约6 000cGy，虽然7 000～8 000cGy 的剂量效果更好，但对周围正常组织的损伤也大。联用高剂量放疗和化疗，仍可以发现存活的肿瘤组织，因此，放疗不能单独作为大多数骨肉瘤的首要选择。在某些特殊的病变区，如头面部或脊柱，或保肢术后复发，患者拒绝截肢或无法再次手术的部位，放疗仅作为局部姑息治疗的一种方法。

6.随访

所有接受治疗的患者都应进行随访。目标包括：监测骨肉瘤复发、肺或其他部位转移，指导保肢术后肢体功能锻炼，评估全身状态，为患者和家属提供心理支持等。术后 2 年内每 3 个月随访一次，2～5 年内每 6 月监测一次，5～10 年内每年监测一次。监测应包括体检、局部 X 线、胸部 CT、全身骨扫描等。每次随诊时都应进行病情评估和功能评分。复发患者应该再次进行化疗、广泛切除或截肢，无法手术者可考虑局部姑息放疗。

二、软骨肉瘤

软骨肉瘤是软骨分化的恶性肿瘤。不同于软骨瘤，这种肿瘤含有大量的肿瘤细胞，细胞异型性更明显，含有数量相当丰满的肿瘤细胞，细胞核较大，或者含有双核细胞。核分裂象少见。黏液化、钙化或骨化都可能存在。

（一）诊断

1.流行病学

（1）年龄：大多数患者年龄大于 50 岁，发病高峰在 40～70 岁。

（2）性别：男性稍常见。

（3）部位：常见发病部位是盆骨（髂骨为最常见的病灶骨），随后是在股骨近端、肱骨近端、股骨远端和肋骨。

（4）发病率：大约占恶性骨肿瘤的 20%。

2.临床表现

单独或同时存在的局部肿胀和疼痛，都是重要的症状。这些症状很常见，并持续很长时间。肿瘤生长缓慢，向周围软组织伸展，但是转移少见，并且多发生在晚期。转移的病例一般为高度恶性。最常见的转移部位为肺脏，其他的少见部位包括骨、肝、淋巴结。

3.X 线表现

发生在长骨干骺段和骨干的原发软骨肉瘤呈现梭形膨胀,伴有皮质骨增厚。表现为散在分布的点状射线透明区和环样不透明(矿化)区。皮质骨侵蚀和破坏常见,皮质骨的破坏往往同时伴有皮质骨增厚,有时伴有软组织肿物形成。

4.CT

可提示基质钙化。

5.MRI

有助于描绘肿瘤的范围和明确软组织受累情况。

6.病理表现

根据软骨肉瘤的起源可以将其分为原发性和继发性,根据肿瘤的位置可以将肿瘤分为外周型和中心型。宿主骨内膜的不规则破坏是与内生软骨瘤相鉴别的重要特征。基于肿瘤细胞核的大小,核的染色(浓染)和细胞数目,软骨肉瘤分为 1～3 级。

(1)1 级:肿瘤细胞数目中等,有浓染的、大小一致的圆核。偶尔可发现双核细胞。与内生软骨瘤的细胞学相似。

(2)2 级:肿瘤细胞数目较多,核的异型程度、浓染程度和核的大小都较大。

(3)3 级:病变的细胞数目更多,细胞的多形性和异型性都要高于第二级。容易见到细胞的有丝分裂。

大多数的原发软骨肉瘤是 1 级或 2 级。3 级软骨肉瘤报道较少。1 级软骨肉瘤约占 60％,2 级软骨肉瘤约占 35％,只有 3％～5％为 3 级软骨肉瘤。

软骨肉瘤的其他病理亚型包括去分化软骨肉瘤、继发性软骨肉瘤、间叶性软骨肉瘤、透明细胞软骨肉瘤等。

(二)治疗

(1)软骨肉瘤的治疗首选手术。

(2)外科边界不但取决于肿瘤的病理分级,也取决于肿瘤所在部位的局部条件,例如肿瘤的皮质骨侵犯范围以及软组织肿块的情况。

(3)多数软骨肉瘤分化较好,但是切除不彻底非常容易局部复发。

(4)软骨肉瘤对放、化疗不敏感。

三、尤文肉瘤/原始神经外胚层肿瘤

尤文肉瘤/原始神经外胚层肿瘤被定义为具有不同程度神经外胚层特点的小圆细胞肿瘤。尤文肉瘤在光镜或电镜下、免疫组化中缺乏神经外胚层特征,而原始神经外胚层肿瘤则指那些具有丰富神经外胚层特征的肿瘤。尤文肉瘤和原始神经外胚层肿瘤均属于尤文肉瘤家族。这个家族的肿瘤存在特征性的染色体移位。其中 85% 的病例为 t(11;12)，染色体臂 22q12 上 EWS 基因的 5′ 端和染色体 11q24 上 FLI 基因的 3′ 端的融合，形成特征性的融合基因 EWS-FLil；10%～15% 的病例存在其他功能类似的基因改变，即 t(21;22)(q22;q12)，融合基因 EWS 迁移到染色体臂 21Q22- 上的 ETS 和 ERG 上。

（一）诊断

1.流行病学

（1）年龄：80% 的患者小于 20 岁，而发病高峰年龄为 10～20 岁，大于 30 岁的患者很少见。

（2）性别：男女发病比例约为 1.4∶1。

（3）部位：好发于长骨的骨干和干骺端，盆骨和肋骨也是常见的累及部位，而脊柱、肩胛骨则较少被累及。

（4）发病率：占原发恶性骨肿瘤的 6%～8%。

2.临床表现

局部的疼痛是最常见的临床症状，同时伴有局部肿胀或触及肿块。对患者进行全身检查时经常有发热、贫血、白细胞增多和红细胞沉降率增快等表现。但病理性骨折并不常见。

3.X 线表现

一个发生于长骨或扁平骨骨干上的边界不清的骨化灶是最常见的特征，而渗透性或虫蚀样骨破坏伴洋葱样多层骨膜反应也是其特征之一，肿瘤的皮质也可以厚薄不均。尤文肉瘤常表现为一个巨大的、边界不清的肿物。尤文肉瘤在影像学上应与骨肉瘤、神经母细胞瘤、骨髓炎、嗜酸性肉芽肿等疾病鉴别。

4.病理表现

大多数肿瘤是由形态一致的具有圆形核的小圆细胞组成，这些细胞大而不规则，具有明显的核仁和完好的染色体，但缺乏清晰的或嗜酸性的细胞浆，细胞质膜也不清楚。在这种细胞的胞浆中，含有 PAS 染色阳性的糖原，而在恶性淋巴瘤中没有这一成分，以此可以作为鉴别上述两种肿瘤的简单方法。

（二）治疗

（1）尤文肉瘤/原始神经外胚层肿瘤对于放、化疗比较敏感，因而放、化疗是常规的治疗措施。

（2）对于肿瘤发生在四肢的患者应进行手术切除。

（3）对于肿瘤位于脊椎、骨盆的病例可根据病情考虑手术治疗或放疗。

在现代治疗技术的支持下,尤文肉瘤/原始神经外胚层肿瘤的预后已有了很大改善,目前的生存率已达到50%左右。比较重要的影响预后因素包括肿瘤的分期、解剖部位、大小。诊断时已发生转移,生长在脊椎、盆骨上的肿瘤,预后不良。

四、浆细胞性骨髓瘤

浆细胞性骨髓瘤是源于骨髓浆细胞的单克隆性瘤样增殖,通常为多中心性,能最终浸润到全身各个器官,其特点是溶骨性骨损害、骨痛、高钙血症、浆细胞恶性增生,以及由于异常的免疫球蛋白链(淀粉样物)沉积引起的包括肾脏在内的全身各个脏器功能紊乱。

（一）诊断

1.流行病学

（1）年龄:多发生于40岁以上,大部分患者的年龄在60~70岁。

（2）性别:性别差异不大。

（3）部位:首先侵犯的往往是那些在成年后仍保留红骨髓的骨骼,好发部位依次为脊椎、肋骨、颅骨、骨盆、股骨、锁骨和肩胛骨。

2.临床表现

广泛的溶骨性损害引起的骨痛、病理性骨折、高钙血症和贫血。最常见的临床表现是骨痛,程度和持续时间不尽相同,可以向脊柱和前胸放射。最初的症状往往是下腰部和髋部疼痛,有时可以伴有神经症状。椎体压缩骨折后肿瘤会进入椎管,引起脊髓和神经根受压。肋骨和其他长骨的骨折也很常见。50%以上的病例伴随贫血、异常出血倾向、肾功能不全等表现。消瘦、发热也很常见。

3.实验室检查

（1）血象:贫血可为首见征象,血片中的红细胞排列成钱串状,晚期有全血细胞减少;红细胞沉降率显著增快。

（2）骨髓象:骨髓检查显示骨髓瘤细胞增生。

（3）血清蛋白电泳可见单克隆免疫球蛋白形成的尖峰和M蛋白带。

（4）免疫电泳可确定骨髓瘤的类型。

（5）血清β_2微球蛋白增高。

（6）血钙测定:骨质广泛破坏,可出现高钙血症。

（7）尿和肾功能检查:90%以上患者有蛋白尿,血尿素氮、肌酐、尿酸多增高。

4.X 线表现

不同病例的 X 线表现不尽相同,大多数经典的多发性骨髓瘤病例在影像学上可见到圆形和类圆形的溶骨性破坏,呈补丁样改变。病灶最初往往是小的圆形透亮点,边界清楚,周围没有硬化,病灶逐渐增大,并融合成片。病变发生在肋骨、胸骨和一些长骨时,往往会膨胀性改变,皮质变薄,这种表现被称为气球样改变,在早期孤立性病灶和病变进展缓慢时常见。脊椎、肋骨和长骨的病理性骨折在各种类型的骨髓瘤中均常见。骨皮质的侵蚀很常见,但是明显的骨膜新骨形成少见。

5.CT

能发现 X 线平片不能显示的很微小的病变。

6.MRI

能发现 X 线平片不能显示的很微小的病变。

7.^{99m}Tc 骨扫描

转移性癌和恶性淋巴瘤在骨扫描上通常是阳性的,然而骨髓瘤引起的病变通常为阴性。

8.病理表现

浆细胞性骨髓瘤是由呈圆形或卵圆形瘤细胞组成的瘤体,通过参照浆细胞谱系中表明的细胞成熟度的不同,有助于预后的判断。从组织学上看,这些瘤细胞含有丰富的稠密的嗜酸性粒细胞的胞浆,且细胞轮廓明显可见。瘤细胞核呈偏心状,染色质簇集于四周,常显示呈车辐状,核仁明显可见。分化较好的瘤细胞核分裂象罕见。

(二)治疗

(1)对于肿瘤已经扩散的病例,化疗联合放疗是最好的治疗方案,尽管化疗在很多病例当中只起到暂时延缓病情进展的作用,但恰当的联合用药确实可以延长患者生存时间。

(2)放射治疗对骨髓瘤局部有效,尤其适用于那些无法进行手术的病例。

(3)脊椎肿瘤可以进行放射治疗,但对于肿瘤穿破骨质,进入椎管并造成脊髓和神经根被压迫时,应该先进行减压手术,随后再行放疗。

(4)当长骨发生病理性骨折时,确切的内固定是必要的,术后再行放疗。

五、恶性淋巴瘤

恶性淋巴瘤是由恶性淋巴细胞组成的肿瘤。骨淋巴瘤可以是原发性的或者继发于其他的系统性疾病。绝大多数淋巴瘤是浸润性大 B 细胞型。骨组织淋巴瘤占淋巴节外肿瘤的 5％。16％的淋巴瘤患者有骨转移的迹象。

（一）诊断

1.流行病学

（1）年龄：任何年龄段都可能会发病，但成年人发病居多，尤其是老年人。10 岁以前非常少见。

（2）性别：男性占多数。

（3）部位：可以累及全身骨骼，其中扁骨以髂骨、肩胛骨、脊椎骨最好发，而长骨则以股骨和胫骨最易受累。

（4）发生率：大约占恶性骨肿瘤的 7％。

2.临床表现

原发性骨淋巴瘤一般指孤立性肿瘤侵犯骨骼，6 个月内不累及其他骨骼及骨外脏器，区域淋巴结可以受累。随着骨扫描、CT、MRI 等技术的发展，发现很多原发性骨淋巴瘤实际上是继发于全身淋巴瘤或其他部位的结外淋巴瘤。这些病例的预后比骨原发性淋巴瘤差，患者一般在 2 年内死亡。原发于骨的霍奇金淋巴瘤非常罕见。患者局部疼痛非常严重，但全身情况可以良好，这是骨原发性淋巴瘤的重要特点。全身性的淋巴瘤患者往往全身状况差，同时伴有发热。病程发展缓慢，起病隐袭，一些患者在出现症状数月后才来就诊。脊椎骨的肿瘤有时会引起神经症状。

3.X 线表现

较常见的是溶骨与硬化并存。皮质骨常常会遭到破坏，出现大的柔软的组织块。在扁平骨，例如骨盆骨，大面积的组织破坏与两边软组织的延伸提示骨淋巴瘤的诊断。肿瘤最初破坏干骺端和骨干的髓腔，并形成小的穿凿样透亮区。病灶逐渐融合成片并穿透皮质。在骨质破坏过程中，骨膜受到刺激形成葱皮样骨膜反应。在骨骼破坏的同时，往往同时形成巨大的软组织包块。大多数病例均表现为整块骨骼的斑块样破坏。

4.^{99m}Tc 骨扫描

几乎全部为阳性。

5.病理表现

约 92％的非霍奇金淋巴瘤是由大 B 细胞组成，只有 3％散在的滤泡中心细胞，3％的退行性大细胞和 2％的免疫细胞瘤。大 B 细胞表现出很大的变化，包括多分叶，细胞核增大、不规则，伴有核分裂象，核仁突出，胞浆不丰富但可以被双染。单个肿瘤细胞之间连有细小的网状纤维。免疫酶原染色成为恶性淋巴细胞瘤鉴别和亚分型的必不可少的手段。大多数骨淋巴瘤是 B 淋巴细胞瘤,因而具有免疫标记 CD_{20}。

(二)治疗

原发的非霍奇金淋巴瘤 5 年生存率约为 60%,大于 60 岁的患者生存率较低,且疾病无恶化存活期短。

(1)应进行多药联合辅助化疗。

(2)骨的恶性淋巴瘤对放疗非常敏感,但是即使应用 45～60Gy 的大剂量放疗,也不能完全避免局部复发。

(3)当病变位于腓骨、肋骨等可以牺牲的骨骼时,整块广泛切除是最佳的治疗方法。

(4)承重骨破坏,濒临或出现病理骨折时,可考虑手术治疗。术后对残留骨骼和区域淋巴结进行放疗。

(5)当病灶广泛扩散或无法切除时,可实行全身大剂量化疗和局部放疗。

六、骨纤维肉瘤

一种骨的恶性肿瘤,以形成梭形的肿瘤细胞和交错排列的胶原纤维为特征,并缺乏其他的组织学局部区别的类型。

(一)诊断

1.流行病学

(1)年龄:20～60 岁。

(2)性别:性别无显著差异。

(3)部位:最常见于长管状骨,股骨和胫骨占全部病例的一半以上,颅骨和下颌骨也是好发部位。

(4)发生率:约占骨的原发恶性肿瘤的 6.5%。

2.临床表现

没有特征性,与其他的骨的恶性肿瘤相似,最常见的主诉是疼痛和局部的肿胀,在周围型(骨膜)纤维肉瘤或高度恶性的肿瘤有可触及的肿块。病理性骨折是常见的并发症,也常是一些病例的首发症状。

3.X 线表现

可见溶骨性或斑片状的病灶,边界不清,多位于干骺端,可以侵及骨干或骨骺。较少见的情况是见到一个轻度硬化的边缘,提示肿瘤分化良好,生长缓慢。骨皮质经常变薄,并且肿瘤侵及范围十分广泛,并进入软组织。较少见皮质的膨胀或骨膜新生骨形成。影像学表现和肿瘤生长速度及分化程度之间存在关联。

4.病理表现

应用 Broder 的分级方法,将纤维肉瘤分为 4 级,大多数为中等分化或分化较差,只有少数为分化良好。在分化好的类型,肿瘤的纤维母细胞呈梭形和长圆形,卵圆形或长圆形的细胞核;细胞核浓染,但缺乏细胞异型性或分裂象。肿瘤细胞的数目与丰富的细胞间胶原纤维相比明显稀少,偶尔可见细胞密集和透明样变。此类病例与韧带样纤维瘤有时很难鉴别。分化良好的纤维肉瘤生长缓慢,并且预后较好,而分化差的类型细胞成分很多,伴有明确的细胞异型性和活跃的细胞分裂象,细胞核浓染并多见异型细胞核。细胞基质成分稀少。

(二)治疗

(1)手术是治疗纤维肉瘤最有效的方法。手术方式取决于肿瘤的组织学分级、局部条件和肿瘤部位。四肢的骨纤维肉瘤,手术治疗的方法与骨肉瘤相同,行广泛切除术和保肢治疗,截肢和关节离断术用于侵犯广泛、伴有神经血管受累的病例。

(2)近几年来,伴随术前新辅助化疗的应用,保肢手术得到了很大的发展。生存率与组织学分化的等级密切相关,分化差的肿瘤患者预后不良。

(3)放射治疗并非有效的治疗方法,只被应用于外科手术不能切除的,中度分化或分化差的肿瘤,加或不加辅助化疗。

七、脊索瘤

脊索瘤为发生于残存脊索的原发恶性肿瘤。

(一)诊断

1.流行病学

(1)年龄:50~70 岁。

(2)性别:男多于女。

(3)部位:骶骨和颈椎。

2.临床表现

主要症状为下腰痛,持续数月至数年,最终导致排尿困难。肛诊于骶前可触及大的包块。脊索瘤为ⅠB期肿瘤,表现为无痛性局部缓慢增长,晚期有肺转移。早期行合适的外科切除后预后较好,偶有皮肤转移者。

3.X 线表现

脊索瘤为位于中线的边缘不清楚的低密度阴影,偶见钙化,但不明显,软组织包块突向前方,突向后方者少见。

4.其他影像学检查

包括放射性核素扫描、CT、MRI。

（二）治疗

1.手术

广泛的大块切除可以达到良好的局部控制和预防转移目的,为了保留神经功能而行边缘切除,复发率高,而囊内刮除没有作用。

2.放疗

放疗可以暂时控制肿瘤的局部生长,但不能防止转移。术前放疗无效。

3.化疗

不敏感。

第四节　转移性骨肿瘤

一、骨转移瘤概述

骨骼是恶性肿瘤常见的转移部位,尸检结果显示骨转移率为32.5%。90%以上的骨转移肿瘤来源于乳腺癌、前列腺癌、肺癌、甲状腺癌和肾癌。

（一）诊断

1.流行病学

（1）年龄:好发于中老年。

（2）性别:男女发病比例约为3∶1。

（3）部位:脊柱、骨盆和长骨干骺端是骨转移癌好发部位。

2.临床表现

包括疼痛、病理性骨折、高钙血症、脊柱不稳和脊髓神经根压迫症状,以及骨髓抑制。当有原发恶性肿瘤病史患者出现骨破坏时,应高度怀疑骨转移癌可能,但有22.6%～30%的病例缺少恶性肿瘤病史,应对这些未知来源的转移瘤患者进行原发肿瘤的诊断,并包括病变部位的活检,以排除原发肿瘤的可能。

3.X线表现

转移性骨肿瘤的影像学表现可分为溶骨性、成骨性及混合性3种。溶骨性最多,形成虫蛀样或地图状骨质缺损,界限不清楚,边缘不规则,周围无硬化。溶骨区内可见残留骨小梁、残留骨皮质,无骨膜反应。成骨性破坏可见斑点状、片状致密影,甚至为象牙质样,骨小梁紊乱、增厚、粗糙,受累骨体积可增大。混合性骨转移兼有成骨和溶骨特点。

4.CT

可清楚显示病灶大小范围以及与周围组织器官的毗邻关系。

5.MRI

可清楚显示病灶大小范围以及与周围组织器官的毗邻关系。

6.^{99m}Tc骨扫描

核素扫描对骨转移诊断非常重要,可用于早期筛查全身病灶,但必须排除假阳性。

7.PET

作为一项新兴技术,在骨转移癌的诊断过程中正逐渐发挥着更重要的作用。

8.*病理表现*

病理检查可明确诊断,并提示肿瘤来源。90%以上的骨转移肿瘤来源于乳腺癌、前列腺癌、肺癌、甲状腺癌和肾癌。

(1)乳腺癌骨转移:发生率高达65%～75%,这与乳腺癌良好的预后有关。因为乳腺癌患者发现骨转移灶之后的中位生存期仍长达2年,所以应采取相对积极的治疗策略。

(2)前列腺癌骨转移:与乳腺癌类似,前列腺癌也有很高的骨转移发生率,转移灶多为成骨性,前列腺特异性抗原PSA是重要临床参数,大多数早期前列腺癌具有激素依赖性,因而预后较好。

(3)肺癌骨转移:发生率为30%～40%,预后很差,1年生存率在5%左右。

(4)肾癌骨转移:发生率高达25%,在切除肾脏原发肿瘤后,部分病例的转移性病灶会出现自愈倾向,因此对肾癌骨转移的预防性内固定应采取积极态度。

(5)甲状腺癌骨转移:甲状腺癌也容易出现骨转移,病灶溶骨破坏程度往往非常严重,病理性骨折的发生率很高。预防性内固定可有效预防骨折发生,术后可配合^{131}I内照射或放疗,预后良好。

(二)治疗

1.术前活检的原则和指征

(1)如果患者恶性肿瘤病史明确,全身同时发现多处骨质破坏时(长骨、椎体、骨盆),术前活检不是必须进行的操作。

(2)患者恶性肿瘤病史明确,单发骨质破坏,制订手术计划之前应进行活检明确诊断。

(3)无肿瘤病史而怀疑骨转移癌的患者必须行术前活检排除淋巴瘤、骨髓瘤和肉瘤,如确诊为转移癌应在病理结果指导下寻找原发肿瘤。在活检排除原发骨肿瘤之前就进行内固定手术将造成周围组织的严重污染,使保肢手术无法实施。

2.外科治疗原则

(1)目的:延长生命,缓解症状,提高生存质量,预防或处理病理骨折,解除神经压迫。

(2)利用长骨的 Mirels 评分系统,以及脊柱的 Tomita 评分系统。这些评分系统虽然可能对骨转移癌手术起到较好的指导作用,但诊断的多样性、周围正常骨的质量、活动水平、生命预期、对放疗的反应、对 X 线平片的观察评判差别等因素都对骨折风险的预测有所影响。

(3)当病变影响邻近的关节或内固定不能提供早期功能恢复和完全的负重时,就应采取肿瘤切除和关节成形术进行重建。假体应采用骨水泥固定,以利于早期恢复功能。因需要等待骨愈合及接受放疗,异体骨等生物重建方式用于骨转移癌患者时需谨慎。

(4)经皮椎体成形和后突成形原用于治疗骨质疏松导致的压缩性骨折,近年来也用来治疗脊柱转移瘤。其目的是维持或恢复压缩椎体的高度,从而缓解疼痛,预防骨折。对于髋臼等其他部位的溶骨性破坏也可经皮注射骨水泥进行骨成形术,填充溶骨性破坏造成的骨缺损,维持骨骼稳定性,延缓病理性骨折的发生。骨水泥注入后聚合过程中可以释放热量,杀灭部分肿瘤细胞。对关节部位皮质骨缺损范围较大,以及肿瘤软组织范围大于骨病变 3 倍的患者不建议进行骨成形术。

(5)微波治疗、高强度超声、激光、射频消融均具有杀伤肿瘤的作用,这些治疗方法应用于适当的骨转移癌患者也可达到缓解症状的目的,结合其他治疗手段,可以有效地缓解疼痛,恢复患者活动能力,并能用于部分放疗效果不佳的患者。还可采用冷冻消融术进行骨转移癌的治疗。

3.放疗

局部放疗是治疗骨转移癌非常有效的方法,对于 $80\%\sim90\%$ 的患者具有明显的止痛效果。其作用机制是放射线抑制或杀伤肿瘤细胞,阻止对骨的侵袭破坏,提高成骨细胞活性,增加胶原蛋白合成形成新骨。放疗常需要配合手术等其他治疗,单独应用多见于:①无法耐受手术,预期生存期短于 6 个月;②病理性骨折风险较低;③脊柱病变未造成明显脊柱不稳和神经症状;④骨盆肿瘤未累及髋臼,无明显功能障碍;⑤对放疗反应敏感的肿瘤。

4.双膦酸盐类药物

双膦酸盐类药物具有抗骨质吸收活性,已临床应用多年,用于治疗骨转移癌导致的骨破坏和高钙血症,减少骨相关事件的发生。其对肿瘤细胞和破骨细胞均有促进凋亡、抑制增殖作用,同时还可以刺激 T 细胞在免疫系统中产生抗肿瘤作用。对乳腺癌、前列腺癌等骨转移癌,以及多发性骨髓瘤,双膦酸盐均能在多数患者中起到减轻骨痛、预防病理骨折、延长生存期的作用。第三代双膦酸盐类药物,如唑来膦酸,通过对双膦酸盐的 R2 侧链进行氨基集团修饰,使药物的抗骨质吸收作用增强了近千倍,且不良反应更小,并对其他双膦酸盐药物治疗失败的病例仍然有效。

5.癌痛治疗

骨转移癌属于晚期癌症,患者中约 80% 发生疼痛,其中 50% 属于剧烈疼痛,30% 为难忍性剧痛。转移瘤患者的疼痛治疗包括放疗、化疗、外科姑息性手术,以及遵从三阶梯治疗原则的止痛药物应用。近年来出现了放射性药物用来治疗全身疼痛,如 ^{186}铼-HEDP、^{153}钐-EDTMP 和 ^{89}锶-氯化物的放射性药物通常在应用的第 1 周开始发挥作用,并能维持 3～4 个月。

二、脊柱转移癌的外科治疗

脊柱是骨骼系统中最易被转移瘤侵犯的部位,其中胸椎是最好发的部位。转移癌破坏椎体可造成硬膜外脊髓压迫,导致感觉及运动功能障碍,患者可有脊髓症状和(或)神经根症状,以及伴有大、小便和性功能障碍。由于就诊时患者的神经功能情况,尤其是运动功能的受损情况与预后相关,因此在运动功能受损之前就应确立诊断,并采取相应的预防措施。

1.脊柱转移癌的手术治疗原则

脊柱转移癌的治疗原则主要是姑息性治疗,因此治疗主要围绕着减轻疼痛、保护神经功能、维持或重建脊柱稳定性来进行。同时,有少数肿瘤可能通过广泛切除而治愈。由于患者的一般情况差别很大,因此要根据具体情况选择治疗方法。

(1)脊柱转移癌 Tomita 评分:目前 Tomita 评分系统是评估脊柱转移癌患者预后、指导制定治疗方案较为公认的手段。对脊柱转移癌病例治疗前应根据 Tomita 评分决定患者是否能从手术中获益,以及合适的手术切除范围。Tomita 脊柱转移癌评分系统根据原发肿瘤的恶性程度、内脏受累情况、骨转移灶的个数进行综合评分。

(2)手术指征:对脊柱转移癌病例进行 Tomita 评分的同时,还应综合考虑以下因素,以决定是否采取手术治疗:①存在神经受压,神经功能进行性减退;②存在或将发生脊柱不稳定;③存在经非手术治疗无效的严重的顽固性疼痛;④肿瘤经放射治疗后仍进行性增大;⑤需要明确病理诊断;⑥预期寿命大于 12 周。

　　其中神经压迫和脊柱不稳定是相对重要的手术指征,结合 Tomita 评分后,可对脊柱转移癌患者的规范治疗起指导作用。对脊柱转移癌引起的疼痛进行治疗也同样重要,应根据导致疼痛的原因进行适当的治疗。

　　2.脊柱转移癌手术方式

　　(1)椎板切除指征:对于全身状况较差、不能耐受大手术、同时累及多个椎体的脊柱转移癌,可以实施后路椎板切除、椎管减压。由于多数脊柱转移癌侵犯椎体,单纯椎板切除无法充分显露切除病变,而且广泛切除附件会加重脊柱不稳,甚至导致脊柱结构的改变,加重患者的神经症状,甚至出现截瘫,所以单纯椎板切除并不能很好地改善患者症状,其疗效不如椎体切除术。但由于进行了经椎弓根内固定,减少了由脊柱不稳定引起的神经功能障碍和疼痛的发生率,因此使得手术效果明显提高。脊柱转移癌椎板切除加内固定术后,80%～90%的患者疼痛症状能得到缓解,神经症状的平均改善率为 72%。

　　(2)椎体切除指征:对于全身条件好,预期生存时间较长的单一或相邻 2 个节段的脊柱转移癌可进行前方入路的椎体切除。通过充分显露脊柱前侧,有利于彻底切除肿瘤并减压,以及重建与内固定。肿瘤切除后可采用骨水泥或人工椎体进行椎体重建,以保证前柱的稳定性。术中应用接骨板螺丝钉实施内固定时,仅需固定到切除节段上下相邻的一个椎体即可。

　　(3)全脊椎切除指征:对于预后良好、Tomita 评分≤3 分的孤立脊椎转移癌应按原发肿瘤处理。手术可以采用前后联合入路,彻底切除肿瘤。先行后路肿瘤切除,椎管减压,经椎弓根螺钉内固定,而后进行前路椎体肿瘤切除内固定。根据手术创伤和出血量的不同,前后路联合手术可分期或一次完成。手术还可以采用后路Ⅰ期全椎体整块切除的方式,以获得更好的肿瘤局部控制。

　　3.经皮椎体成形术及后凸成形术

　　这类手术创伤小,可在局麻下进行,通过增加椎体强度,恢复部分椎体高度达到缓解疼痛、预防骨折的目的;还可与脊柱后路内固定手术联合应用,进一步加强椎体强度。其并发症少见,主要包括骨水泥外漏造成硬膜受压或肺栓塞等。手术指征包括:①溶骨性病变;②椎体后缘完整;③由于椎体变形引起严重疼痛,但不能耐受全麻手术者;④不存在明确的神经根受压的症状和体征;⑤其他治疗无效。

三、四肢长骨转移癌的外科治疗

　　股骨近段、肱骨近段是转移瘤的好发部位,而膝关节、肘关节远端发病率较低。

病理性骨折是长骨转移癌的严重并发症。骨科医生应综合考虑病理性骨折风险和患者预期生存时间,选择最为优化的治疗措施,预防病理性骨折的发生。

1.四肢长骨病理性骨折的风险预测

进行预防性固定以防止病理性骨折发生之前,需开展准确和可靠的风险评估。考虑内容应包括癌症的类型、已接受的治疗、患病时间、肿瘤大小、病灶的位置、病变为溶骨性或成骨性、是否引起症状等。Mirels 制定了长骨转移癌病理性骨折风险评分系统,以量化病理性骨折的风险:评分合计 12 分,小于或等于 7 分表明病理性骨折风险较低(<4%);8 分时骨折风险为 15%,而 9 分时骨折风险达到 33%;当评分大于 9 分时应进行预防性内固定。

2.长骨转移癌的手术指征

(1)患者一般情况良好,预期生存期大于 12 周。

(2)术前评估确定手术治疗可以使患者获益(术后患者可以早期开始活动或便于护理)。

(3)孤立转移灶、原发灶已经彻底切除或可治愈。

(4)发生降低患者生活质量的病理性骨折。

(5)从事日常活动时发生病理性骨折的风险很大:①Mirels 评分大于 9 分;②X 线平片 50%骨皮质被破坏;③病变直径超过 2.5cm;④股骨小粗隆存在破坏;⑤上肢病变骨折概率低于下肢,预防性固定指征应相对严格。

(6)放疗失败及持续性疼痛无法缓解者。

3.长骨转移癌的手术原则

(1)手术操作的目的是防止病理性骨折发生或恢复病理性骨折的连续性。

(2)尽量减少对骨周围软组织的损伤。

(3)选择最有效的固定方式,使患者术后最短时间内恢复肢体功能。

(4)皮质破坏不严重者,可用闭合性髓内针技术,破坏广泛者应切开清除肿瘤,填充骨水泥和应用内固定。

(5)肿瘤破坏关节、影响功能的可进行关节置换。

(6)血运丰富者术前可行动脉栓塞治疗。

(7)尽可能减少手术创伤和手术相关死亡率。

4.长骨转移癌的手术方法

(1)上肢长骨:上肢长骨和肩胛带骨的转移性肿瘤占全身骨转移癌的 20%,50%以上发生在肱骨。通常在上肢,破坏范围大于 75%才被认为是濒临骨折的指标,此时患者在日常生活(拧开瓶盖、抬举轻物、床上翻身等)中发生病理性骨折的风险大增。

1）肱骨近端。在肱骨近端，根据病变破坏范围不同，通常可采用骨水泥填充＋接骨板内固定或长柄半肩关节假体置换的手术方式。术中尽可能保留肌肉和肩袖，必要时可采取骨膜下切除。假体采用骨水泥固定，肌肉、关节囊和周围软组织重建后充分覆盖假体。术后需悬吊制动 6～8 周。

2）肱骨干。肱骨干部位转移性病变建议使用带锁髓内针固定，可以固定从肱骨外科颈至髁上 5～6cm 的区域，可同时辅以骨水泥。如果病灶长度不超过 3～4cm，还可选择肱骨中段截除后短缩。钉板系统配合骨水泥同样可用于肱骨固定，固定效果与髓内针无显著差异。还可采用金属骨干假体修复肱骨中段的大段骨缺损。

3）肱骨远端和肘关节附近。肱骨远端的病变可应用接骨板固定。当病变范围较大时，也可采用肘关节假体置换。全肘关节置换可用于重建肱骨远端关节面并填充肱骨远端缺损，通常采用肘关节后方入路，术中应尽可能保留肱骨内外髁，从而尽快恢复正常的肘关节屈伸功能。

4）其他部位。发生在尺桡骨的转移性肿瘤非常少见，因为前臂旋前和旋后的动作使尺桡骨始终处于扭转力的负荷之下，极易发生病理性骨折。固定方式以接骨板固定为主，同时局部填充骨水泥。如骨破坏非常严重，可行瘤骨截除，尺骨病变累及肘关节面可行全肘关节置换，桡骨病变累及腕关节可行腓骨代桡骨术，其他部位截骨可予以旷置。肩胛骨和锁骨如果没有发生病理性骨折且未累及肩关节一般无需手术。锁骨骨折可行接骨板固定＋骨水泥填充。对于放疗无法控制或疼痛剧烈的病变可行局部切除。

（2）下肢长骨：下肢骨，特别是股骨近端是长骨转移癌最常发生的部位，常因负重导致病理性骨折。

1）股骨颈和股骨头。股骨颈和股骨头皮质相对完整的潜在病理性骨折患者可采用单纯内固定治疗，如 DHS。如果头颈部位已经发生骨折，应用单纯内固定具有很高的失败率，此时建议采用关节置换。根据病变的范围可选用标准骨水泥型髋关节假体或定制骨水泥型假体。在同侧髋臼未受累的情况下，应尽量选择半髋双动假体，否则应进行全髋关节置换。如果股骨远端存在病变，可应用长柄假体，从而避免远端股骨骨折的发生，但同时增加了肺栓塞的危险。

2）粗隆间。包括：①内固定术：粗隆间病理骨折的常用治疗方法是病灶刮除、骨水泥填充和内固定。固定方法可选用 DHS 或髓内固定装置。对于骨质好的患者，可采用闭合复位，打入髓内针而不应用骨水泥，并可通过髋关节滑动螺钉实现断端加压。对于骨质受损的患者则应辅以骨水泥填充或直接进行假体置换。长的髓内固定装置理论上可保护股骨全长，有预防远端骨折的优势。②假体置换术：当粗隆间病理性骨折选择关节置换术时应选择股骨距型假体，尤其适用于小粗隆及小粗隆以下完好的粗隆间病变，该型假体可恢复肢体长度和恢复关节稳定性。当大粗隆或粗隆下骨质不足时，建议使用股骨上段假体。半髋关节置换术比全髋置换术更具有关节的内在稳定性。

3）粗隆下。治疗粗隆下病理性骨折的方法有重建髓内针和股骨近端假体置换。作用于粗隆下的应力大于长骨的任何部位，可高达体重的 6 倍。髓内固定成为这一部位的标准内固定方式。当患者并发骨质疏松或骨质破坏范围较大，不足以维持髓内固定的稳定性时，可应用股骨近端假体置换。

4）下肢其他部位。股骨或胫骨干病变首选髓内针固定；股骨髁上破坏范围不重的可选择病灶刮除、髁接骨板配合骨水泥固定；逆行髓内装置适用于股骨髁和股骨干同时存在转移的病例。股骨下端或胫骨上端转移瘤破坏关节面的可行人工膝关节置换。

四、骨盆转移癌的外科治疗

发生于骨盆的转移癌占所有骨转移癌的 10％～15％，其中髋臼经常受累，导致患者活动受限，严重影响生活质量，需要手术治疗以缓解症状。

手术方式以刮除为主，骨缺损常需填塞骨水泥。对于单发、预后较、放疗无法控制的骨转移病灶，则可行广泛切除。当肿瘤巨大，神经血管束严重受累时，可选择半盆截肢。

1.髋臼周围转移癌

髋臼周围的转移病灶常引起髋关节不稳定，影响患者活动，对该类转移癌一般采用手术治疗。手术干预可以明显缓解患者症状，维持骨盆的稳定性，重建髋关节功能。单纯的放疗可以引起股骨头以及髋关节周围软骨的变性坏死，导致患者活动后出现疼痛，放疗后骨质脆性增加，可能增加髋关节中心性脱位的危险。下列 3种情况根据患者的病情建议手术治疗：①症状较重并且对制动、镇痛药物治疗、抗肿瘤治疗效果不佳；②放疗后患者疼痛症状不缓解或者患肢功能恢复不理想；③同侧股骨出现或者邻近骨出现病理性骨折需同时处理。

Hamngton 根据肿瘤累及髋臼的部位将髋臼周围转移癌分为 4 种类型，根据肿瘤累及的部位采取相应的手术措施：①Ⅰ型为髋臼关节面病变，而髋臼内侧壁、髋臼顶壁、髋臼边缘皮质均完整,治疗可以采用传统的骨水泥型全髋假体置换术;②Ⅱ型为髋臼内侧壁骨质破坏,其余髋臼顶壁及边缘皮质无影响,采用普通髋臼会导致假体及骨水泥早期向内侧移位,可以采用特殊设计的带翼髋臼网杯将应力引至髋臼缘,再结合水泥型全髋置换;③Ⅲ型为髋臼周缘均存在骨质破坏,仅使用带翼网杯的全髋假体是不够的,在这种情况下,需要在骨盆缺损处放置数根斯氏针以便于将位于解剖位置的髋臼假体所承受的应力传导至脊柱,斯氏针安置后,再结合带翼网杯、水泥型全髋置换;④Ⅳ型为孤立性髋臼周围转移病灶,应采取比较积极的手术措施,完整切除肿瘤,根据术后缺损的情况采用半盆置换或马鞍假体置换术。

2.髂骨和骶髂关节转移癌

髂骨翼转移癌多数无须手术,但髂骨内后部分(担负髋臼、骶骨间的应力传导功能)被肿瘤累及是外科手术的指征,其重建可采用钉棒系统或斯氏针重建髋臼上方残余骨质与骶骨之间的连接,并应用骨水泥加强。骶髂关节转移癌,破坏轻者无症状,不必做内固定治疗;破坏严重者有移位、不稳定和疼痛,应行内固定治疗。可通过骶髂关节钻入斯氏针,也可采用经皮空心钉内固定的方法来加强骶髂关节。

3.耻骨、坐骨转移癌

耻、坐骨转移癌对负重影响不大,一般采用非手术治疗。手术一般限于孤立性转移病灶,切除术后无需行骨重建。由于盆底结构受到了破坏,盆腔内的脏器可能会向大腿上部移位,因此手术中要仔细行软组织重建。

第五节　良性软组织肿瘤

良性软组织肿瘤临床较常见,常见的有脂肪瘤、纤维瘤、弹性纤维瘤、血管瘤、血管球瘤、平滑肌瘤、横纹肌瘤、神经纤维瘤、神经鞘瘤等。良性软组织肿瘤病程较长,肿瘤生长缓慢。表浅肿瘤较易发现,而深部良性肿瘤早期难以发现,发现时往往较大。良性软组织肿瘤可发生于全身各个部位,其中脂肪瘤多见于皮下脂肪组织,也可见于肌间;纤维瘤多见于皮下浅筋膜处;毛细血管瘤见于面部、上肢及躯干皮肤,海绵状血管瘤可位于肌肉间;血管球瘤多位于指(趾)甲下;良性神经鞘瘤多发于四肢。有些良性肿瘤可为多发性,如神经纤维瘤、脂肪瘤、血管瘤等。多发的良性软组织肿瘤有时可为某些综合征的表现之一,如 Maffuci 综合征表现为 Ollier 病同时合并软组织(偶尔内脏)的多发性血管瘤。

一、诊断

良性软组织肿瘤临床诊断不难,但确诊必须依靠病理诊断。良性软组织肿瘤一般表现为四肢或躯干位于皮下或肌间的无痛性肿块,患者一般没有不适主诉,但肿瘤压迫神经时可有疼痛及麻木感。肌间血管瘤可以有疼痛表现,影像学片子上有的患者可以见到静脉石。良性肿瘤一般边界清楚,活动度好,质软无压痛,局部皮温不高,表面无曲张静脉。表浅的小肿物一般不需影像学或超声检查。对于位置较深、触诊不满意的肿瘤可行 B 超检查定位并判断有无血供。对于体积较大、与血管神经关系密切、怀疑有恶性可能的肿瘤,应尽量行 MRI 检查,并应该在治疗前进行病理活检以确诊。

二、诊疗

良性软组织肿瘤如果直径小于 5cm、无症状,又不影响生活和工作,可以不必立即治疗。如果治疗应以手术切除为主,口服药物无效。术中需将肿瘤完整切除,对于与重要血管、神经关系密切的肿瘤(如坐骨神经的神经纤维瘤),不能为了追求完整切除肿瘤而损伤肢体功能。良性肿瘤手术后一般不复发。

第六节　软组织肉瘤

软组织肉瘤是指以间叶组织为来源的恶性肿瘤,通常包括皮下纤维组织、脂肪、平滑肌、横纹肌、脉管、间皮、滑膜等组织的恶性肿瘤。最常见的有恶性纤维组织细胞瘤、纤维肉瘤、滑膜肉瘤、横纹肌肉瘤、脂肪肉瘤、平滑肌肉瘤等。总的来说,肉瘤占成人恶性肿瘤的 1%,儿童恶性肿瘤的 15%。肉瘤常见的原发部位依次是四肢、躯干、腹膜后和头颈部。软组织肉瘤淋巴结转移少见,最常见的远处转移部位是肺,其次还可发生脑、骨、肝、皮下软组织的转移。

一、诊断

1.临床表现

软组织肉瘤最常见的症状是四肢或躯干位于皮下或肌间的无痛性肿块。若肿物较大(大于 5cm)、生长迅速、质硬固定、边界不清、表面皮温升高或伴有曲张静脉时则应怀疑恶性。有时肿物压迫神经则可伴有疼痛及肢体感觉、运动障碍,位于关节附近的肿块还会影响关节活动。肿瘤生长迅速、恶性度较高时,肿瘤表面皮肤可以破溃,伴有疼痛。

2.影像学表现

在 X 线片上,软组织肉瘤表现为软组织肿块影,滑膜肉瘤和软组织的间叶软骨肉瘤可见病变钙化。B 超常是软组织肿物的首选检查,它可判断肿物是囊性还是实性,还可提供肿物血流情况。当肿物为实性、边界不清且血供丰富时,肉瘤可能性较大。CT 对软组织肿瘤的敏感性和特异性均较好,必要时可使用增强扫描了解肿瘤血运情况,还可行 CT 引导下病灶穿刺活检。磁共振成像(MRI)能清楚显示软组织肿瘤与周围重要血管、神经的关系,肿瘤范围及出血、坏死等情况,是软组织肉瘤检查的最佳选择。PET/CT 可以用于软组织肉瘤分期检查及化疗前后的疗效评价。

3.诊断原则

肉瘤的诊断需要遵循一个原则,即临床-影像-病理相结合原则。具体来说就是肉瘤的诊断,需要综合骨肿瘤科医师、影像科医师及病理科医师的意见来综合做出。骨肿瘤科医师要考虑患者的性别、年龄、肿瘤的部位、病史的长短等因素;影像科医师要根据患者的 X 线片、CT 或 MRI 的表现来判断肿瘤的良恶和倾向的诊断;病理科医师要根据活检取到的病变组织,通过显微镜下观察、免疫组化染色等手段做出病理学上的判断。只有临床-影像-病理三者相统一,才能最终做出诊断。而临床-影像-病理三者意见不统一的情况也不少见,这种情况下,需要通过骨肿瘤科医师、影像科医师及病理科医师的多次交流讨论和会诊,才能决定最终的诊断。

二、治疗

(1)怀疑软组织肉瘤诊断的患者应在行充分的影像学检查后方可进行活检。对原发部位应进行 CT 或 MRI 检查,因软组织肉瘤常见肺转移,所以应常规行胸部 CT 检查。此外 PET/CT 可能对预后判断、肿瘤分级、分期及化疗效果评价有一定帮助。由于某些肉瘤有特殊的转移途径,对黏液性/圆细胞脂肪肉瘤、上皮样肉瘤、血管肉瘤及平滑肌肉瘤,可行腹部/盆腔 CT 检查;对黏液性/圆细胞脂肪肉瘤,还可进行全脊髓 MRI 检查;对腺泡状软组织肉瘤及血管肉瘤,可进行中枢神经系统检查。

(2)活检通道应便于将来手术切除,活检时应尽量减少损伤和出血。活检操作(推荐粗针穿刺或切开活检)应该由经验丰富的外科医生(或 B 超科医生、放射科医生)完成。

(3)手术是大多数肉瘤的标准初始治疗方法,但因为手术后的局部复发风险很高,所以很多医生选择大范围的手术联合放疗和化疗。根据软组织肉瘤分期的不同,其治疗策略不尽相同。

对于Ⅰ期患者,手术是主要的治疗方式,如果切缘大于1cm或深筋膜完整,则不需要其他治疗。但若ⅠB期患者术后切缘小于或等于1cm,则强烈建议行辅助放疗。

对于Ⅱ～Ⅲ期患者,有3种情况:①若肿瘤可行手术切除且无明显功能影响,可直接手术,或进行术前新辅助化疗、放疗或放化疗,术后可考虑再进行辅助放疗或化疗;②若肿瘤可行手术切除但会影响术后功能,应先进行术前新辅助化疗、放疗或放化疗,之后再行手术,术后可考虑再进行辅助放疗或化疗;③若肿瘤不可行手术切除,则进行化疗、放疗、放化疗或肢体灌注治疗。若肿瘤经治疗后转为可切除则行手术,若仍不可切除可选择根治性放疗、化疗、姑息性手术等方法。目前很多治疗中心都通过术前化疗或放化疗来降低肿瘤的分期,从而进行有效的外科切除。Ⅱ期或Ⅲ期高级别肉瘤的治疗方案应该由多学科治疗组来确定,应综合考虑患者的一般状态、年龄,肿瘤的部位、组织学分型及医生的治疗经验。

对于Ⅳ期患者,若转移灶为单器官,且肿瘤体积有限,能完全手术切除者,可在处理原发肿瘤的同时,考虑对转移灶行手术切除或立体定向放射治疗及化疗。若肿瘤多发转移,则可考虑化疗、姑息放疗、姑息手术、消融治疗、栓塞治疗、立体定向放射治疗等方法。

对于复发的肿瘤,在完善检查后可以按照原发病灶的处理原则进行治疗。

(4)手术原则:对于四肢肉瘤,手术目标是在肿瘤切除的基础上,尽可能保留肢体的功能。保肢联合或不联合放疗是四肢软组织肉瘤有效的治疗方法,只有在不能获得充足切缘或患者要求截肢或者肿瘤整块切除后会导致患肢无功能的情况下才考虑截肢。手术切除必须有适当的阴性切缘,一般安全切除距离应达2cm。为了保留未受侵犯的重要血管神经、骨、关节等,可以采用小切缘。活检的部位应该与大体标本一起整块切除。必须在肉眼未受肿瘤浸润的层次内进行分离,如果肿瘤邻近或压迫主要的血管神经,只要血管神经未受肿瘤侵犯,可以在切除血管外膜或神经束膜后保留这些结构。无需常规进行根治性切除。应该在手术区域和其他相关结构周围放置银夹,以指导术后的放疗。如果要放置负压引流,引流管的皮肤出口应邻近手术切口。在评价切除标本时,外科医生及病理科医生都应该记录切缘情况。如果最终的病理结果提示切缘阳性(骨、神经、主干血管除外),只要不会带来明显的功能障碍,都建议再次手术切除,以获得阴性切缘。对软组织切缘小或邻近骨、重要血管神经的镜下切缘阳性者,应该进行辅助放疗。

（5）放疗：外照射放疗可以作为软组织肉瘤的初始、术前或术后治疗。随着放疗技术的发展，例如近距离照射、三维适形调强放疗（IMRT）和术中放疗（IORT）的普及，软组织肉瘤的治疗效果有了一定的提高。近距离照射是指通过术中放置的导管往瘤床周围直接植入放射性粒子。三维适形调强放疗的主要优点是能够使高剂量区的形状更符合靶区的外形，从而加强对肿瘤的照射，同时减少对周围正常组织的损伤。术中放疗是指在手术中实施放疗，可以采用不同的方法，如电子束照射或近距离照射，更直接地照射靶区，但是术中放疗需要手术室中配备放疗设备，非一般医院可以做到。

术前放疗有很多优点，例如：术前放疗能降低手术过程中的肿瘤种植；术前放疗能够使肿瘤的假包膜增厚，简化手术操作，降低复发风险；术前放疗能缩小肿瘤，增加保肢机会。但是术前放疗最大的缺点是影响伤口的愈合，术后的急性伤口并发症会明显增加。若要行术前新辅助放疗，应在放疗后间隔 3～6 周再进行手术，因为这段时间内的急性放疗反应比较严重。常用的术前放疗剂量是 50Gy，国内为减少伤口并发症术前采用 30Gy 放疗。对于切缘阳性或切缘小者，术后建议追加放疗。

对于切缘阳性的四肢高级别软组织肉瘤，术后放疗能够提高局部控制率。术后放疗可选择近距离放疗、术中放疗或外照射放疗。如采用外照射放疗，为了改善治疗效果，可以采用三维适形调强放疗（IMRT）断层放疗和（或）质子放疗等较复杂的方法。但放疗不能完全替代手术，有时需要进行再次切除。当显微镜下切缘阳性，且无法进行再次手术时，如果患者以前未接受过放疗，可以采用放疗来消灭残留病灶。

单纯近距离放疗也被用作术后辅助治疗。45～50Gy 的低剂量率放疗能降低肿瘤的复发风险，而且不会显著影响伤口愈合。外照射放疗应该在伤口完全愈合后（术后 3～8 周内）进行，靶区的总放疗剂量为 50Gy。2011 年欧洲肿瘤年会文献报道一组多中心研究结果，软组织肉瘤放疗量 50Gy 和 60Gy 预后结果无统计学差异，但是 50Gy 的放疗量伤口并发症明显减少。

（6）化疗：软组织肉瘤的常用化疗方案包括 AIM（多柔比星＋异环磷酰胺＋美斯纳）方案，MAID（美斯纳＋多柔比星＋异环磷酰胺＋达卡巴嗪）方案，异环磷酰胺＋表阿霉素＋美斯纳方案，GD（吉西他滨＋多西紫杉醇）方案。血管肉瘤的化疗方案与一般软组织肉瘤有所不同，可选用紫杉醇、多西他赛或长春瑞滨等药物，也可选用索拉菲尼、舒尼替尼等分子靶向药物。因腺泡状软组织肉瘤和透明细胞肉瘤对化疗不敏感，不推荐进行化疗，但腺泡状软组织肉瘤可试用舒尼替尼。最近的研究发现,脂质体蒽环类药物的毒性较多柔比星小,现在是进展期肉瘤的一线治疗药物。对于异环磷酰胺加多柔比星化疗失败或不能耐受的肉瘤患者,吉西他滨联合多西他赛具有很好的效果。对于前期治疗失败的进展期软组织肉瘤,尤其是对于平滑肌肉瘤患者,替莫唑氨单药仍有一定的反应性。在欧洲,肢体热灌注化疗(ILP)已经用于不可切除中—高级别四肢软组织肉瘤的保肢治疗。欧洲推荐TNF-α1A 联合马法兰应用于四肢局部进展期高级别软组织肉瘤的治疗。

(7)术后随访:术后随访对于发现可治愈的复发病灶非常重要。因为高级别、体积大的肿瘤转移风险较高,所以监测应该更加详细,尤其是在手术后 3 年内。对于原发部位,应根据复发风险定期进行影像学检查,包括 MRI、CT 或超声。但是,当用体格检查就能很好地随访时,就不需要进行影像学检查。手术 10 年以后,复发的风险就很小了,随访应该个体化。对于 I 期肿瘤,术后 2～3 年内应该每 3～6个月复查一次原发部位,之后每年复查;胸部影像学检查应该每 6～12 个月一次。Ⅱ～Ⅳ期肿瘤,术后 2～3 年内应该每 3～6 个月复查原发部位并进行胸部影像学检查,之后 2 年内每 6 个月复查,之后每年复查。

三、恶性纤维组织细胞瘤

恶性纤维组织细胞瘤是肢体肉瘤中最为常见的一种,也是老年人最为常见的软组织恶性肿瘤。

(一)诊断

1.流行病学

(1)年龄:多发生于 50～70 岁,各年龄均可发病。

(2)性别:男性发病略多于女性。

(3)部位:下肢是最常见的发生部位,其次是上肢和腹膜后。

2.临床表现

患者多以无痛性持续生长的肿块来就诊;当肿瘤累及主要神经时,可出现局部钝痛,尤以腹股沟区及臀部为多见。

3.影像学表现

可发现软组织肿瘤影像,偶可见相邻骨表现为骨膜反应或侵蚀,可并发病理性骨折;可见肿瘤基质钙化。

4.病理表现

肉眼观察恶性纤维组织细胞瘤为单发性分叶状肿块,直径通常在 5～10cm。肿瘤常位于肌肉或深筋膜,可有假包膜,呈浸润性生长,可侵犯骨或真皮。肿瘤多质软,切面呈灰白色鱼肉状,也可为黄色或黄褐色。显微镜下肿瘤的细胞成分复杂,瘤细胞具有多形性,组织结构具有多样性,这显示恶性纤维组织细胞瘤来自于原始未分化的多潜能干细胞,可分成通常型(SP-MFH,纤维型、车辐状多形性),巨细胞型(G-MFH),黏液型(M-MFH)和黄色瘤型(X-MFH,炎症型)4种。最近在儿童和青年中报道了第五种亚型,即血管瘤样恶性纤维组织细胞瘤,组织学分级可以很好地反映出肿瘤的生物学行为。

(二)治疗

(1)外科治疗为首选。

(2)手术治疗应遵循 Enneking 的肿瘤切除原则。

(3)低分级需广泛切除,高分级需根治性切除。

(4)对高分级肿瘤应行全身化疗。

四、脂肪肉瘤

脂肪肉瘤是第二常见的恶性软组织肿瘤,仅次于恶性纤维组织细胞瘤。

(一)诊断

1.流行病学

(1)年龄:各年龄均可发病,多见于 40 岁以后。

(2)性别:男女发病率基本相等。

(3)部位:往往发生于四肢,但也是腹膜后最常见的肉瘤。

2.临床表现

表现为生长缓慢、深在、边缘不清的肿块,偶尔因细胞异型性增生而生长迅速。肿瘤只有晚期才出现明显的疼痛、功能障碍、内脏压迫症状或恶病质。

3.CT、MRI

检查有助于观察肿瘤的确切部位,体积,解剖学关系,制订手术计划及方案。

4.病理表现

多数脂肪肉瘤大体标本上表现为有明显包膜、体积较大的分叶状肿块。肿瘤通常为质软、胶状或黏液样、油腻和脂肪性,也可为坚硬纤维性。镜下通常将其分成不同亚型。

(1)高分化黏液型,最为常见,类似胚胎性脂肪。这种脂肪肉瘤生长缓慢但可复发,晚期才发生转移。其对放射治疗非常敏感。

(2)圆细胞型,卵圆形或圆形细胞非常丰富,这种脂肪肉瘤常发生转移。

(3)多形型,有大量高度异型多形性细胞,分化极差。早期即发生转移。

(4)去分化型,含有分化好的成分,也含有分化差的成分。

(5)分化良好的脂肪肉瘤,又分为脂肪瘤样、硬化性和炎症性 3 种。

(二)治疗

(1)脂肪肉瘤的生物学行为变化很大,肿瘤的侵袭程度与组织学分级有密切关系。

(2)广泛切除肿瘤为首选。

(3)高分级肿瘤应给予全身化疗。

五、横纹肌肉瘤

横纹肌肉瘤是起源于横纹肌的恶性肿瘤。世界卫生组织将其分为 3 种主要类型:胚胎型、腺泡型和多形型。同时,也有一些肿瘤为混合型。

(一)胚胎型横纹肌肉瘤诊断标准

1.流行病学

(1)年龄:出生后及少年后期常见。

(2)部位:通常发生于头、颈和泌尿生殖系统。

(3)发生率:占横纹肌肉瘤的 2/3。

2.临床表现

主要症状为疼痛或无痛性的肿块,肿瘤生长较快时可伴有破溃出血。

3.病理学表现

肿瘤质软,呈胶冻状,显微镜下有较多黏液样区,其间有散在的星形及小梭形细胞。

(二)腺泡型横纹肌肉瘤诊断标准

1.流行病学

(1)年龄:多发生于青少年。

(2)性别:男多于女。

(3)部位:通常发生在头、颈和四肢。

2.临床表现

此型除肿块外,可因侵犯周围组织器官产生疼痛及压迫症状。此型早期即可出现淋巴转移。血行播散常见于肺。

3.病理表现

典型的病变比胚胎型质硬,黏液样区较少。镜下以原始间叶细胞为主。

（三）多形型横纹肌肉瘤诊断标准

1.流行病学

（1）年龄：主要发生于成人，以 40～70 岁多见。

（2）性别：男多于女。

（3）部位：常发生于四肢及躯干。

（4）发生率：较上述两种类型少见。

2.病理表现

肿瘤常浸润至假包膜外，在肌肉间隔较远的部位形成多个结节。显微镜下可见梭形细胞平行排列，交错成束状，以多核巨细胞为主，常可见于典型带状和球拍形细胞，核分裂象较多。

（四）治疗

目前认为如有可能应采用广泛切除、放射治疗和长时间的多药联合全身化疗的综合治疗。

在条件较好的患者（局限性病变已完全切除，无淋巴结转移），80％以上可长期生存，其预后与部位、分期、分型、治疗有关。眼眶及泌尿生殖系统的肿瘤预后较好，四肢部位较差，腺泡型预后较差。

六、滑膜肉瘤

滑膜肉瘤常发生于关节旁，与腱鞘、滑囊及关节囊关系密切，并可侵犯骨组织，发生于关节内的病变＜10％。本病也可发生于无滑膜组织的部位。90％的滑膜肉瘤有 X 和 18 号染色体相互易位，由此产生 X 染色体的 SSX 与 18 号染色体上的 SYT 基因重排，这是滑膜肉瘤发生的遗传学基础。

（一）诊断

1.流行病学

（1）年龄：多发生在 15～40 岁，平均发病年龄 30 岁。

（2）性别：男性多于女性，男女发病比率约 3∶2。

（3）部位：下肢多见，约占 65％，上肢约占 25％。

（4）发生率：占软组织肉瘤的 5％～10％。

2.临床表现

早期表现为深在的无痛性肿物，后可出现疼痛，活动度差，边界不清，有压痛，严重时压迫或侵犯周围的组织，出现相应的症状与体征。发生于关节周围者可引起关节功能障碍。

3.X 线表现

软组织肿块、局部骨质破坏和肿瘤钙化及骨化。肿瘤钙化的出现率为 1/3～2/3。

4.CT

可清楚显示肿块的大小、范围及与周围组织的关系，以及 X 线片不能显示的钙化。

5.MRI

能清楚显示软组织位置，以及与周围正常组织关系，明确淋巴结是否有肿大、转移。

6.病理表现

主要特征是瘤细胞的双相分化：一种是有异型性和多形性的梭形细胞；另一种是立方形或柱状的上皮样细胞，它们排列成腺体样或裂隙。肿瘤多成双相分化，但有时只见梭形细胞而看不到上皮成分，即所谓单相性滑膜肉瘤，可用免疫组织化学方法角质素标记来证实。

（二）治疗

（1）治疗以局部广泛或根治性切除为主。

（2）对肿大的区域淋巴结应做淋巴结清扫术。

（3）还可进行局部放疗及全身化疗。

预后较差，5 年生存率 25.2％～62.5％。多数出现肺转移，也可见淋巴结及骨转移。

第五章　骨科常见疾病的康复

第一节　骨关节炎的康复

一、概述

骨关节炎是指由多种因素引起关节软骨纤维化、皲裂、溃疡、脱失而导致的一种常见的慢性关节疾病。其主要病变是关节软骨的退行性变和继发性骨质增生。多见于中老年人,女性多于男性。

二、诊断标准

根据患者的临床表现、体征和影像学等辅助检查,骨关节炎的诊断并不困难。目前,国内多采用美国风湿病学会 1995 年的诊断标准。

三、康复评定

(1)疼痛评定通常采用 VAS 评分。

(2)关节活动度评定。

(3)关节周围肌力评定。

(4)关节功能及日常生活活动能力(ADL)评定。

四、康复治疗

(一)运动疗法

1.休息

在重症发作期,关节出现明显的疼痛、肿胀,应以休息为主。减轻关节的负载,避免引起关节疼痛加重的动作,如上下楼梯、爬山等,行走时应使用拐杖或手杖,以减轻关节的负担。

2.肌力训练

(1)等长收缩练习

1)股四头肌:仰卧,伸直膝关节进行股四头肌静力收缩。

2)臀部肌肉:俯卧,分别外展及后伸大腿进行臀肌收缩练习。

每次收缩尽量用力并坚持尽量长的时间,重复数次以练习肌肉感觉有酸胀为宜。

(2)直抬腿练习:仰卧床上,伸直下肢上抬离床约30°,坚持10s,每10~20次为1组,训练至肌肉有酸胀感为止。

(3)静蹲练习:屈曲膝、髋关节,但不小于90°,做半蹲状,坚持30~40s,每10~20次为1组。

(4)股四头肌抗阻肌力训练:仰卧位,在小腿上绑缚适当重量的砂袋进行直抬腿训练,并随肌力增强逐渐增加沙袋的重量。

(5)等张、等速肌力训练:到医院或康复中心用特殊器械进行相应部位肌肉等张抗阻肌力训练。有条件时,可以进行等速肌力练习,可以更好更快地帮助恢复肌力。

(6)踝泵练习:胫前肌收缩尽力背伸踝关节,小腿三头肌尽力收缩跖屈踝关节,可以使小腿肌群得到锻炼,还可以起到肌泵作用,促进下肢血液循环。

3.关节活动度练习

(1)主动训练:屈伸训练,仰卧位,一侧下肢伸直,于训练侧屈膝屈髋使大腿尽量靠近胸壁,然后交替练习另一侧下肢,由于骨性关节炎往往以屈曲受限为明显,所以屈曲训练更为重要。

(2)被动锻炼:体位及动作同前,患者自己双手或治疗师辅助屈曲膝关节及髋关节,增加关节活动度。还可以俯卧位,进行被动屈膝训练。

4.水中运动

水中步行训练及游泳可以减轻体重对于关节的负荷,有利于肌肉的锻炼,同时也是一项极好的有氧运动,可以增强体质。

5.慢走

缓慢步行有利于软骨的代谢及防止肌肉失用性萎缩。

(二)药物治疗

选用非甾体抗炎(NSAIDs)药,如扶他林等;有胃肠道疾病患者可选用选择性抑制环氧合酶-2(cyclooxygenase-2,COX-2)的药物如莫比可、瑞力芬等,这些药物使关节炎症减轻,缓解疼痛。在炎症发作期间使用。

（三）关节内药物注射治疗

1.透明质酸钠

透明质酸钠是关节液的主要成分之一，注射后可以增加关节内的润滑作用，减少组织间的磨损，保护关节软骨，并有促进关节软骨愈合与再生的作用，从而缓解疼痛，增加关节活动度。临床应用有效率为 $70\%\sim80\%$。用法为 $2\sim2.5\mathrm{mL}$，每周 1 次，5 周一疗程。

2.肾上腺皮质类固醇

对 NSAIDs 药物治疗 $4\sim6$ 周无效的患者或不能耐受 NSAIDs 药物治疗、持续疼痛、炎症明显者，可行关节腔内注射糖皮质激素。但该类药物有破坏软骨细胞合成和减少糖蛋白等不良作用，若长期使用，可加剧关节软骨损害，加重症状。因此，不主张随意选用关节腔内注射糖皮质激素，更反对多次反复使用，一般每年不超过 4 次。

（四）物理因子治疗

可选用短波、超短波、干扰电、微波等方法。

（五）手术治疗

用于非手术治疗无效的严重患者。

第二节　颈椎病的康复

一、颈椎病的定义

由于颈椎间盘退行性变及其继发性椎间关节退变导致脊髓、神经根、椎动脉、交感神经受累而引起相应的症状及体征，称为颈椎病。

二、颈椎病分型及其诊断

1.神经根型颈椎病

（1）症状：颈肩痛反复发作，常因为劳累、寒冷、睡眠不佳或伏案工作过久而诱发，仰头、咳嗽、喷嚏时加重。疼痛沿神经根支配区放射至上臂、前臂和手指。颈部活动受限，有时可有头皮痛、耳鸣、头晕。

（2）体检：颈僵、活动受限，颈椎棘突、患侧横突及肩胛骨内上角压痛，神经根支配区感觉下降，腱反射减弱或消失，神经根牵拉试验阳性。

（3）X 线：颈椎生理前凸消失或反向，椎间隙狭窄，椎体后缘骨质增生，钩椎关节骨质增生,神经孔变小。

(4)CT、MRI 检查:椎间盘向侧后方突出,椎体后骨赘向神经孔突出。

2.脊髓型颈椎病

(1)症状:躯干束带感,一侧或双侧下肢发紧、发麻、无力,抬腿困难,行走困难。上肢亦可发麻、无力。重者四肢瘫痪,大、小便功能障碍。

(2)体检:颈部活动受限不明显,有感觉障碍区,肌张力增加,腱反射亢进,病理性反射出现。

(3)X 线:颈曲直或反向,多个椎间隙狭窄,椎体骨质增生,钩椎关节骨赘,椎管矢状径<13mm。

(4)CT:发现椎体后骨赘,后纵韧带、黄韧带钙化,椎间盘突出,椎管狭窄。

(5)MRI:椎间盘突出,硬膜囊受压,椎管狭窄等。

3.椎动脉型颈椎病

(1)症状:眩晕,头颈部屈伸或左右旋转可诱发或加重。头痛,视觉障碍,突发猝倒。

(2)X 线:钩椎关节有骨赘增生。

(3)耳、眼、神经科会诊:以利鉴别诊断。

(4)椎动脉造影检查:若发现颈动脉受压、变窄或梗阻可以明确诊断。

4.交感神经型颈椎病

交感神经兴奋或抑制症状,可涉及多系统多器官。症状包括头痛、头晕,视物模糊,眼窝胀痛,瞳孔散大或缩小,眼裂增大,睑下垂,心跳加快,或心动过缓,心前区痛,肢体发凉怕冷或怕热,疼痛、过敏,血压上升或下降。

尚无特殊诊断手段,X 线颈椎过伸、过屈位发现锥体不稳,硬膜外封闭,症状减轻或消失可以帮助诊断。

三、康复评定

(1)颈部关节活动度评定。

(2)四肢深浅感觉检查。

(3)痉挛评定。

(4)四肢及躯干肌肌力评定。

(5)疼痛评分。

(6)功能评定量表。

四、康复治疗

1.物理因子治疗

主要目的为减轻神经根局部粘连水肿、改善血液循环、调节神经兴奋性、减轻疼痛。

(1)电疗法直流电离子导入、低频电疗、干扰电、短波及超短波治疗。

(2)声疗法超声波及超声波药物导入治疗。

(3)热疗蜡疗。

2.颈椎牵引疗法

应注意以下要点:

(1)坐、卧位均可。

(2)重量 3～10kg,从轻到重,时间 30～60min。

(3)牵引时颈部屈曲 10°～15°,避免过伸位牵引。

(4)较重的脊髓型颈椎病患者不宜牵引。

3.颈围

局部制动和保护颈椎。硬质颈围固定更坚强,但要避免用于屈曲畸形的患者。

4.医疗体操

主要分为颈肩部肌力锻炼及颈部关节活动度锻炼。

(1)颈肩部肌力锻炼置双手于前额或脑后,以手臂力量作为阻力,进行颈部前屈或后伸的等长收缩。单手置于头侧,抗阻,头侧屈曲等长收缩。以上运动每次收缩 10s,间隔 10s,每组 10 次。逐步增加运动强度,以运动后肌肉有轻微酸胀感为宜。

(2)颈部关节活动度锻炼:患者坐位,做前屈、后伸、侧屈、旋转等颈部活动,增加关节活动度,牵张颈部肌肉及其他软组织。

(3)注意事项:颈椎病发作期不做;各项锻炼均应缓慢渐进进行;高危颈椎应慎重进行锻炼,若锻炼后症状加重应减少动作幅度或强度,甚至停止锻炼。

5.药物治疗

(1)缓解肌肉紧张:氯美扎酮。

(2)抗炎止痛:布洛芬、双氯芬酸钠等。

(3)营养神经药物:甲钴胺等。

6.按摩推拿治疗

(1)适应证

1)神经根型颈椎病。

2)以神经根型为主的混合型颈椎病。

(2)禁忌证

1)脊髓型颈椎病脊髓明显受压者,尤其禁用扳法。

2)椎动脉型颈椎病慎用拨法、扳法及点法。

3)颈椎病并发颈椎骨质破坏性疾病。

7.健康教育

(1)工作时正常的颈椎姿势是颈部保持中立位,电脑、电视应置于平视或略低于平视位置。

(2)椎动脉型颈椎病应避免诱发疾病的体位。

(3)睡眠时枕头的高度应以保持颈部的生理曲度为准,避免过高或过低造成颈椎过伸或过曲,枕头的硬度也要适中。

8.手术后患者康复治疗

术后植骨未愈期(一般为术后1~3个月内)应戴颈围制动,直至X线拍片证明植骨已愈合为止。此期间应行颈部肌肉的等长收缩锻炼,但不能进行活动度锻练。植骨愈合后应进行上述医疗体操锻练,增强颈项肌力及颈椎的稳定性,并采取各种康复措施帮助脊髓、神经根功能的恢复。

第三节　脊髓损伤的康复

脊髓损伤(SCI)是各种致病因素引起的脊髓的横贯性损害,造成损害平面以下的脊髓神经(运动、感觉、括约肌及自主神经)的功能障碍。对于脊柱脊髓损伤患者在完成现场急救和脊柱制动后应迅速转往专科医院或综合性医院接受治疗。首诊医生要重视对脊髓损伤患者早期并发症以及并发症的处理,采取各种措施预防并发症的发生,及早恢复脊柱稳定性。同时要明确神经损伤的性质和程度,尽早确定康复目标,开展早期康复训练。

一、脊髓损伤病因

根据脊髓损伤的病因,分为外伤性和非外伤性两大类。骨科专业中所涉及的病因以外伤性为常见,其主要致伤原因包括交通事故、重物压砸和高处坠落。其次是脊柱侧弯、脊椎裂、脊椎滑脱等引起脊髓损伤。还包含后天或获得性病因,如脊柱结核、脊髓炎以及脊柱脊髓肿瘤等,少数是发生在治疗过程中的意外情况。

二、脊髓损伤的神经学分类

脊髓损伤神经学分类标准(2011 年,第 7 版,ASIA)简述如下。

1.基本概念

皮节:每个节段神经根所支配的皮肤区域。

肌节:每个节段神经根所支配的肌肉。

四肢瘫:累及四肢、躯干及盆腔脏器的功能损害。

截瘫:累及躯干、下肢和盆腔脏器,包括马尾及圆锥的损伤。

感觉平面:躯体两侧都具有正常感觉功能的最低脊髓节段。

运动平面:躯体两侧都具有正常运动功能的最低脊髓节段。

神经平面:躯体两侧都具有正常感觉和运动功能的最低脊髓节段。

不完全损伤:$S_{4\sim5}$ 感觉或运动功能保留,即肛周和肛门深部感觉存在或肛门外括约肌自主收缩存在

完全性损伤:$S_{4\sim5}$ 感觉、运动功能完全消失,即肛周和肛门深感觉、肛门外括约肌自主收缩不存在。

部分保留带(ZPP):指仍保留部分神经支配的皮节和肌节。

2.感觉检查

检查身体两侧各自的 28 个皮节的关键点。每个关键点要检查两种感觉,即针刺觉和轻触觉,并按 3 个等级分别评定打分。0,缺失;1,障碍(部分障碍或感觉改变,包括感觉过敏);2,正常;NT,无法检查。针刺觉检查时使用一次性安全别针的两端进行检查。轻触觉检查时可使用一端带絮的棉签进行检查。进行针刺觉检查时,不能区分钝性和锐性刺激的感觉应评为 0 级。

两侧感觉关键点的检查部位如下。

C_2:枕骨粗隆外侧至少 1cm;

C_3:锁骨上窝;

C_4:肩锁关节的顶部;

C_5:肘前窝外侧;

C_6:拇指近节背侧皮肤;

C_7:中指近节背侧皮肤;

C_8:小指近节背侧皮肤;

T_1:肘前窝内侧;

T_2:腋窝顶部;

T_3:锁骨中线第 3 肋间;

T_4:锁骨中线第 4 肋间(两侧乳头连线);

T_5:锁骨中线第 5 肋间(在 $T_{4\sim6}$ 水平的中点);

T_6:锁骨中线第 6 肋间(剑突水平);

T_7:锁骨中线第 7 肋间(在 $T_{6\sim8}$ 水平的中点);

T_8:锁骨中线第 8 肋间(肋弓水平);

T_9:锁骨中线第 9 肋间(在 $T_{8\sim10}$ 水平的中点);

T_{10} 锁骨中线第 10 肋间(脐水平);

T_{11}:锁骨中线第 11 肋间(在 $T_{10\sim12}$ 的中点);

T_{12}:腹股沟韧带中点;

L_1:T_{12} 与 L_2 连线中点;

L_2:大腿前中部(T_{12} 与 L_3 连线中点);

L_3:股骨内侧髁;

L_4:内踝;

L_5:足第 3 跖趾关节背侧;

S_1:足跟外侧;

S_2:腘窝中点;

S_3:坐骨结节或臀下皱褶;

$S_{4\sim5}$:肛门周围 1cm 范围内(作为 1 个平面)。

检查时每个关键点分别评定针刺觉和轻触觉,评分左右侧相加,总分为 224 分。

除对这些两侧关键点进行检查外,还要求检查者做直肠指检测试肛门外括约肌。感觉分级为存在或缺失(即在患者的总表上记录有或无)。肛门周围存在任何感觉,均意味着损伤是不完全性。

3.运动检查

检查身体两侧 1 对肌节关键肌,肌力分为 6 级。具体如下。

0:完全瘫痪;

1:可触及或可见肌肉收缩;

2:在无重力下全关节范围的主动活动;

3:对抗重力下全关节范围的主动活动;

4:在中度阻力下进行全关节范围的主动活动;

5:(正常肌力)对抗完全阻力下全关节范围的主动活动;

5^+:(正常肌力)在假定抑制因素不存在的情况下,对抗充分阻力下全关节范围的主动活动。

应用上述肌力分级法检查的肌肉(双侧)如下。

C_5:屈肘肌(肱二头肌、肱肌);

C_6:伸腕肌(桡侧腕长伸肌和桡侧腕短伸肌);

C_7:伸肘肌(肱三头肌);

C_8:中指屈肌(指深屈肌);

T_1:小指外展肌(小指外展肌);

L_2:屈髋肌(髂腰肌);

L_3:伸膝肌(股四头肌);

L_4:踝背屈肌(胫骨前肌);

L_5:姆长伸肌;

S_1:踝跖屈肌(腓肠肌和比目鱼肌)。

评分时左右侧分别评定,得分相加,总分 100 分。

除对以上这些肌肉进行两侧检查外,还要检查肛门外括约肌,以直肠指检感觉括约肌收缩,评定分级为存在或缺失(即在患者总表上填有或无)。如果存在肛门括约肌自主收缩,则运动损伤为不完全性。

4.残损分级(AIS)

A:完全性损伤。骶$_{4\sim5}$无感觉,运动功能保留。

B:感觉不完全损伤。神经平面以下包括骶段(S_4,S_5)存在感觉功能,但无运动功能。

C:运动不完全性损伤。神经平面以下有运动功能保留且过半数的关键肌肌力小于 3 级。

D:C 级基础上,半数或更多关键肌肌力≥3 级。

E:感觉和运动功能正常,既往有神经功能障碍。

5.临床综合征

(1)中央损伤综合征:脊髓中央管周围综合征(也被称为"无骨折脱位 SCI")多见于颈段,伤前常已有颈椎病和颈椎管狭窄症以及后纵韧带骨化症等疾病的基础,通常为过伸性损伤。临床表现为四肢瘫,上肢重于下肢,在脊髓损伤功能恢复过程中,多数患者均可改善,并逐渐恢复到一个稳定的水平。

(2)脊髓半侧损伤综合征:脊髓半侧损伤综合征导致伤侧损伤平面及以下本体感觉、振动觉和运动控制丧失。损伤平面所有感觉丧失,对侧痛、温觉丧失。

（3）圆锥综合征和马尾综合征：单纯圆锥损伤极为少见，临床表现为肛门及鞍区感觉障碍，大小便及性功能障碍。圆锥综合征可能存在骶髓与腰段神经根同时受累。马尾综合征是 $L_2 \sim S_5$ 的神经根及终丝受累，故二者从临床表现上难于区分。ASIA 标准是通过二者损伤部位的不同加以区分。

三、脊髓损伤磁共振成像

早期：T_1 加权像（T_1 像）见脊髓增粗，蛛网膜下腔闭塞及硬膜外间隙消失。脊髓信号不均。T_2 加权像（T_2 像）显示脊髓水肿，为沿脊髓长轴分布的条形高信号。

亚急性期及慢性期：①脊髓断裂：断端在 T_1 像上萎缩呈低信号，在 T_2 像上可见硬膜囊呈两个盲端，蛛网膜下腔突然中断；②脊髓坏死：T_1 像上呈均匀一致的低信号带，T_2 像上坏死部分均匀增强；③脊髓软化、变性：在 T_1 像上损伤部位呈略低信号或局限性低信号，在 T_2 像上信号不均匀，局部呈略高或点状高信号，轴位像见脊髓断面局限性异常信号，可累及灰质及白质的一部分；④脊髓萎缩：单纯脊髓萎缩而不伴有明显的局部脊髓变性坏死多发生于儿童，为血管损伤的后续改变；⑤单纯脊髓压迫：多见于椎管狭窄，脊髓受压变形，T_1 与 T_2 加权像上均未见信号异常。

四、神经电生理学检查

皮层体感诱发电位（CSEP）：主要根据 CSEP 潜伏期、波幅的变化做出临床诊断。脊髓损伤后，CSEP 表现为波幅减小或消失。波幅大小和复原时间与伤后脊髓功能状态密切相关。

运动诱发电位（MEP）：完全性运动损伤患者，其运动诱发电位完全消失，而运动功能不完全损害者则会检测到低波幅，潜伏期延长，高阈值运动诱发电位。

肌电图（EMG）：脊髓损伤时，肌电图显示为静息状态下失神经支配的纤颤电位或正锐波，而肌肉自主收缩状态无反应，或呈单纯相。但肌电图不能直接对脊髓损伤的性质、程度做出判断，只能根据肌肉失神经支配时其特定的表现，反映出相应的脊神经根的状况。

五、脊髓损伤早期处理

（一）对损伤脊髓的处理

早期除脱水等药物治疗外，还包括：①大剂量应用甲基泼尼松龙是可选择的方法之一。建议的使用方法：损伤后 3h 内来诊者，第一个 15min 内按 30mg/kg 剂量快速静脉滴注，间隔 45min 后，按 5.4mg/(kg·h) 剂量连续维持 23h 静脉滴注。而于 3～8h 来诊者,也应及早开始 MP 冲击疗法并应维持 48h。②神经节苷脂(GM$_1$)的应用:神经节苷脂是位于细胞膜上含糖脂的唾液酸,在哺乳类中枢神经系统中含量较为丰富,特别是髓鞘、突触、突触间隙,能为受损脊髓(特别是轴突)提供修复的原料。此外还有:①减压疗法:包括脊髓切开、硬脊膜及软脊膜切开。②冷冻疗法:主要是术中局部降温及术后滴注降温,低温可降低损伤部位的代谢,减少氧耗,降低脊髓再损伤及清除局部毒素。③高压氧疗法:提高血氧分压,改善脊髓组织缺血。

(二)呼吸系统的管理

1.气管切开与气管插管

损伤急性期呼吸功能的改变使呼吸变化快。伤后需仔细检测呼吸功能,如果患者肺活量不断下降或小于 1L,应注意同时出现的 CO_2 分压升高。由于颈脊髓损伤的患者使用呼吸机的时间可能较长,因此气管切开比气管插管更有优势。气管切开的指征:①上颈椎损伤;②出现呼吸衰竭;③呼吸道感染而痰液不易咳出;④已有窒息。但气管切开或插管最好在出现呼吸衰竭之前进行。

2.肺部感染

肺部感染是脊髓损伤患者急性期死亡的主要原因之一。鼓励患者咳嗽、咳痰,加强呼吸肌训练;定期为患者翻身、叩背,辅助排痰;早期行气管切开,加强对气道内分泌物的吸引;对于保守治疗无效的肺不张患者可应用纤维支气管镜解除肺不张。必要时应用抗生素预防感染。

(三)并发肢体骨折处理

由于造成脊柱骨折的暴力均较大,引起脊柱骨折的同时常并发有肢体骨折。除非因患者的皮肤状况而被迫行外固定架治疗外,均建议早期行切开复位,髓内钉或钛板内固定,以便使患者尽早开始康复训练,减少各种并发症。总之,此种情况下的肢体骨折,除考虑骨折的处理外,还要考虑到骨折处理后是否对早期康复训练及患肢功能对康复训练的影响。

(四)泌尿系管理

目的是建立一个低压(贮尿期膀胱压力 DLPP＜40cmH$_2$O)且有一定贮尿容量(低压者 600mL,高压者 350～400mL)的膀胱及合理的排尿方式,从而防止上尿路功能障碍,如肾积水或慢性肾衰竭。

(1)留置导尿:用于伤后急救阶段及脊髓休克早期,脊髓休克期过后如发生泌尿系感染或合并有肾积水等上尿路改变者。

(2)间歇性导尿:每 4～6h 导尿一次,要求每次导尿量不超过 500mL。因此患者每日液体入量必须控制在 2 000mL 以内。间歇导尿期间,每 2 周查尿常规及细菌计数,长期间歇导尿的患者,应耐心训练家属或患者自行导尿。

(3)反射性排尿:每次间歇导尿前,对骶髓以上损伤不合并逼尿肌功能失调(DSD)患者应配合使用辅助方法进行膀胱训练,逐渐建立反射排尿。寻找刺激排尿反射的触发点,如叩击耻骨上区、摩擦大腿内侧、牵拉阴毛、挤压阴茎头部、扩张肛门等,促使出现自发性排尿反射。残余尿量少于 100mL 时,可停止或减少间歇导尿次数。反射性排尿患者需定期行尿动力学检查。

(4)药物治疗:尿动力学检查显示有逼尿肌功能失调者应考虑应用抗胆碱能药物(托特罗定),采用间歇导尿联合抗胆碱能药可有效控制膀胱内压。

(5)泌尿系统感染和结石的防治:脊髓损伤患者早期应每周检查尿常规、细菌培养及计数 1 次,中后期应每 2~4 周检查尿常规、细菌培养及计数 1 次。如发现尿常规脓细胞计数大于 10 个/高倍视野,细菌计数大于等于 10^5 菌落/mL,应考虑泌尿系统感染。治疗原则为根据细菌培养结果和药敏试验结果选择敏感抗生素;留置尿管,多饮水,每日会阴冲洗 2 次。泌尿系结石必要时应请专科会诊。

六、脊髓损伤康复

1.脊髓损伤的评估

脊髓损伤的评估包括应用 ASIA 标准的神经学评价与 ADL 能力评定。

(1)神经学评价:参见本节"脊髓损伤神经学分类标准"(2011 年第 7 版 ASIA标准)。

(2)ADL 能力评定:目前普遍认可的方法是脊髓损伤独立性评测(SCIM)。

2.康复目标

脊髓损伤患者因损伤的神经学平面、程度不同,康复目标有所不同。制订每个脊髓损伤患者具体的康复目标,还需考虑到其年龄、体质和有无其他并发症等因素。

3.康复技术

(1)物理治疗(PT):PT 是利用光、水、电、温度(温热、寒冷)等物理因素或被动/主动的躯体运动以治疗疾病的方法。可分为一般物理治疗和运动疗法。主要目的是保持关节活动,增强肌力,提高运动控制能力。

(2)作业治疗(OT):OT 是利用材料、工具及器械,进行有目的的动作和作业。训练内容包括实用性肢体运动功能,生活动作(如衣、食、住、行的基本技巧),职业性劳动动作和工艺劳动动作(如编织等)。

（3）文体治疗：选择 SCI 患者力所能及的文娱体育活动项目，进行功能恢复训练，如轮椅篮球、网球、台球、乒乓球、射箭、标枪、击剑、轮椅竞速、游泳等。

（4）心理治疗：脊髓损伤患者的心理反应过程，通常从受伤起经历休克期、否认期、焦虑抑郁期、承认适应期几个阶段。针对心理不同阶段的改变制订出心理治疗计划，可以进行个别和集体、家庭、行为等多种方法。

（5）中医疗法：传统中医学的针灸、按摩、电针、中药离子导入等手段均可以作为加强康复手段。

（6）康复工程：假肢矫形器技术人员（PO）制做支具，辅助患者练习站立和步行，另外也可配备一些助行器等特殊工具，补偿肢体功能的不足。

4.康复实施

（1）康复启动与评价：经手术或保守治疗达生命体征平稳后仍有神经功能障碍者，在损伤或手术后生命体征平稳时即可开始早期康复训练。首先在医生主持下，对患者做首次康复评价，制订康复目标，最好在患者床边进行。一般于患者入院 1 周、1 个月和 3 个月时分别进行初、中、末期评价。待康复目标制订后，由各康复技术科室施行康复训练，中期评价确认已达到的目标，对训练项目和时间做相应调整，末次评价总结康复效果。

（2）主要康复内容：急性不稳定期（损伤后或脊柱脊髓术后 1～4 周），各类型脊髓损伤都包括如下内容：呼吸功能训练，包括胸式呼吸和腹式呼吸训练；膀胱功能训练；全身关节训练（ROM）；肌力维持训练；血液循环、自主神经功能适应性训练；心理康复；床上体位变换训练，预防深静脉血栓、压疮。

急性稳定期（4～12 周），持续急性期训练的基础上，四肢瘫患者增加斜台站立训练、坐位平衡、垫上支撑、体位变换以及日常生活能力训练（$C_{6\sim7}$ 进食—洗漱—穿衣训练，C_8 以下加排便训练）。根据恢复情况还可以增加轮椅技巧训练和移乘训练（床—轮椅—平台训练）。截瘫患者在完成上述四肢瘫患者训练项目的基础上，增加站位平衡、步行训练、摔倒保护性动作及摔倒后起立等更多的康复训练内容。

七、脊髓损伤主要并发症

1.压疮

身体局部特别是骨突部（股骨大转子、坐骨结节等）受到持续压迫，超过一定强度范围，就会阻止细胞代谢并导致组织坏死。神经损伤不仅造成皮肤感觉丧失和肢体运动功能障碍，而且神经性血管运动功能失调，容易发生压疮。另外易发因素还包括糖尿病、心血管疾病、体型过瘦过胖、贫血、低蛋白血症、微量元素（Zn、Fe

等)缺乏、感染、皮肤卫生条件差、不当按摩等。

压疮的防治:去除上述易患因素,定时翻身(每 2h 1 次)。乘坐轮椅时患者应每半小时双手支撑抬臀部,以防坐骨结节压疮。治疗方面首先是要解除对压疮区域的压迫。对经长期保守治疗不愈,创面肉芽老化、创缘瘢痕组织形成,合并有骨髓炎或关节感染、深部窦道形成者,在经过适当伤口准备后,应考虑手术治疗。手术治疗的原则是彻底切除全部压疮(包括感染的骨组织),利用血运良好的皮瓣或肌皮瓣覆盖创面。

2.痉挛

痉挛是中枢神经系统损害后出现的肌肉张力异常增高的症候群,是一种由牵张反射兴奋性增高所致的、以速度依赖的紧张性牵张反射亢进为特征的运动功能障碍。痉挛的速度依赖是指伴随肌肉牵伸速度的增加,肌肉痉挛的程度也增高。常见于颈、胸髓损伤患者。

(1)评估:改良 Ashworth 分级法。

0 级:肌张力不增加,被动活动患侧肢体在整个范围内均无阻力;

1 级:肌张力稍增加,被动活动患侧肢体到终末端时有轻微的阻力;

1＋级:肌张力稍增加,被动活动患侧肢体时在前 1/2 ROM 中有轻微的"卡住"感觉,后 1/2 ROM 中有轻微的阻力;

2 级:肌张力轻度增加,被动活动患侧肢体在大部分 ROM 内均有阻力,但仍可以活动;

3 级:肌张力中度增加,被动活动患侧肢体在整个 ROM 内均有阻力,活动比较困难;

4 级:肌张力高度增加,患侧肢体僵硬,阻力很大,被动活动十分困难。

(2)治疗:去除促使痉挛恶化的因素,如发热、结石、压疮、疼痛、便秘和加重肌痉挛的药物等。采用适当的体位,避免肌紧张发生。接受关节活动度训练、站立训练、水疗等,还可利用上肢或下肢矫形器矫正痉挛所致畸形。药物治疗以巴氯芬泵效果最好。此外,还有利用石炭酸或乙醇的神经溶解技术和 A 型肉毒毒素(BTXA)注射。手术治疗包括选择性胫神经、闭孔神经切断术,选择性脊神经后根切断术(SPR)等。

3.深静脉血栓(DVT)

DVT 是指血液非正常地在深静脉内凝结。根据肢体肿胀的平面体征估计静脉血栓的上界:①小腿中部以下水肿为腘静脉;②膝以下水肿,为股浅静脉;③大腿中部以下水肿为股总静脉;④臀部以下水肿为髂总静脉;⑤双侧下肢水肿为下腔静脉。血液 D-二聚体(D-dimer)浓度测定阳性意义并不大,但 D-二聚体浓度正常时,基本可排除急性血栓形成的可能,准确率达 97%～99%。血液黏稠度、血液凝固性、血液流变学和微循环检查,彩超检查都有帮助。预防方法包括抬高患肢,被动按摩和抗凝治疗。下肢深静脉血栓一旦形成,患者应卧床休息,切忌按摩挤压肿胀的下肢。患肢抬高使之超过心脏平面,有利于血液回流。卧床时间一般在 2 周左右,2 周后,穿阶梯压差性弹力袜或用弹力绷带包扎患肢。抗凝治疗能抑制血栓的蔓延,配合机体自身的纤溶系统溶解血栓,从而达到治疗的目的,同时它能有效减少肺栓塞的发生。其他手术或非手术治疗方法一般均应同时用抗凝治疗作为辅助治疗。抗凝治疗的时间可贯穿整个病程,一般需 1～2 个月,部分患者可长达 0.5～1 年,有的甚至需终身抗凝。

4.直立性低血压(OH)

OH 是脊髓损伤患者从卧位到坐位或直立位时发生血压明显的下降,临床表现为头晕、视物不清,甚至一过性神志丧失。同时患者收缩压下降大于 20mmHg 和(或)舒张压下降大于 10mmHg,可确定为直立性低血压。主要发生于 T_5 以上脊髓损伤的患者,在脊髓损伤早期常伴有严重的直立性低血压,它是妨碍脊髓损伤患者早期康复的重要因素之一。对策包括配戴腹带、穿弹力袜和使用收缩血管药物(如盐酸米多君)。

5.自主神经异常反射(AD)

AD 是指 T_6 脊髓或以上平面的脊髓损伤后,损伤平面以下受到刺激所引起的以血压阵发性骤然升高为特征的一组临床综合征。其临床表现为发作性高血压、反射性心动过缓、严重的头痛,甚至休克和死亡。AD 引起的血压骤然上升,有可能引起脑出血、心脏衰竭,甚至死亡等严重并发症。治疗措施包括:①将患者直位坐起,防止血压继续上升;②迅速发现并解除诱因,最常见的是膀胱涨满,应立即导尿或疏通、更换堵塞的导尿管,其次是粪便嵌塞,应挖出粪便;③如果患者血压在 1min 后仍不下降,或未能发现激发因素,则立即应用降压药物处理。

6.低钠血症

急性脊柱脊髓损伤后低钠血症常见于颈脊髓损伤患者,为中重度低钠血症,持续时间长,24h 尿钠明显增高,补钠效果较差。部分严重患者血钠更低,低钠血症持续可达数月,24h 尿钠更高,可出现神经功能障碍加重。治疗措施包括:①去除病因;②纠正低钠血症;③对症处理;④治疗并发症。

7.神经痛

神经痛是脊髓损伤所致的多种慢性疼痛中的一种,指患者感到的发生于损伤平面以下已丧失皮肤痛觉区域的疼痛，又称截瘫神经痛。此种疼痛含有感情、外因、内因等因素。治疗：①去除诱因：如全身系统病变、麻痹区域潜在的小外伤或压疮、挛缩等。另外也要重视心理性因素对疼痛的影响。②药物治疗：镇痛药：曲马多、右旋美沙芬、可乐定等；抗抑郁药：阿米替林、盐酸氯丙嗪等；抗惊厥药：卡马西平、苯妥英钠等。③神经阻滞：仅对神经支配区域有明显疼痛者有效。④电刺激法：末梢神经电刺激、脊髓电刺激。⑤理疗：对脊柱周围局限性疼痛有效。⑥心理疗法、催眠法及睡眠疗法：多可减轻疼痛。⑦手术治疗：需要从多学科角度做详细评估后决定是否实施。

8.关节挛缩

所谓关节挛缩是关节周围的皮肤、肌肉、肌腱或韧带等病变所致的运动障碍，表现为关节活动范围受限。保守治疗无效而出现明显挛缩致不能生活自理者，可采用外科治疗。例如，肌腱切断术、肌腱延长术、关节囊松解术等，但要注意不要使残存的肌力再丧失。

9.骨质疏松

脊髓损伤患者的骨质疏松是失用综合征的表现之一，可通过骨密度测定明确诊断。早期康复训练特别是站立或行走有利于防治骨质疏松，同时可进行功能性电刺激和服用双膦酸盐类药物治疗。

10.异位骨化（HO）

HO是脊髓损伤常见的并发症。部位以髋关节附近为最多见，膝、肩、肘关节少见。其影响患者关节活动范围，使其起坐、移动及更衣等动作不便，也容易导致压疮的发生。异位骨化可分4期，其临床表现有所不同。

脊髓损伤患者异位骨化主要和深静脉血栓相鉴别，多普勒超声检查有帮助。

异位骨化的预防治疗：ROM训练应轻柔。如关节活动度基本不影响ADL活动，异位骨化可暂不处理。为了改善ADL而行外科手术切除新生骨时，要通过X线或骨扫描证明骨化成熟和血清碱性磷酸酶恢复正常后方可进行，一般约在骨化发生后1.5年。

八、脊髓损伤后肢体功能重建

对完全性脊髓损伤，四肢瘫上肢功能重建手术方法，包括：①伸肘功能重建术：手术对象为C_5和C_6脊髓损伤患者。②前臂旋前功能重建术：手术对象为C_5和C_6脊髓损伤患者。对肱二头肌腱的中枢端沿纵向行1/2分割，将中枢端已切开的肌腱从桡骨内侧反转到桡骨外侧，再与中枢端缝合。术后患者能完成前臂旋前功能，使进食、桌上动作以及美容等动作能更顺利完成。③伸腕功能重建术：适合对

象为 C_5 和 C_6 脊髓损伤患者。术后通过康复训练能顺利完成起坐、移动、更衣、美容等动作。如再对指屈肌与拇指周围的肌腱加以固定,则能达到类似肌腱固定术的效果,更有利于完成抓握动作。④手指运动功能重建术:对象为具有腕关节背屈功能,但不能完成捏取动作的 C_6 脊髓损伤患者,或行腕关节背屈重建术的 C_5 脊髓损伤患者。包括拇指侧捏动作重建、拇指对掌功能重建、手指握力重建等。⑤下肢功能重建术:常用方法有自体神经移植、转位重建下肢功能。

功能性电刺激(FES)是使用电刺激的手段,用精确的刺激顺序和强度激活瘫痪或轻瘫的肌肉来帮助患者提高日常生活及活动能力。提供 FES 的器具或系统也可称为神经假体。在目前中枢神经系统损伤不可逆的情况下 FES 是恢复脊髓损伤患者运动功能的重要途径之一。

第四节　脊柱术后康复

一、常见脊柱伤病与手术

脊柱伤病主要包括创伤、畸形(如脊柱侧凸)、炎症和感染(如脊柱结核)、肿瘤及退行性疾病(主要如颈椎病、腰椎间盘突出症等)。常见手术方式包括减压、内固定(融合与非融合)、截骨矫形以及脊柱微创技术等。

二、脊柱术后康复评定

在对脊柱原发疾病诊治的基础上,进行脊柱术后康复评定,包括脊柱活动度、肌力、生理曲度,脊柱稳定性,脊柱相关疼痛和脊髓相关神经功能学评定,其中脊柱稳定性评估是开展脊柱术后康复训练最重要的基础。

脊柱稳定性的判断不仅是确定外科治疗方案(手术或非手术)的重要依据,也是确定康复方案的重要依据。脊柱稳定性的重建(内固定或外固定),无严重的并发症或未处理的多发伤及生命主要体征平稳是开展康复的基本条件。脊柱稳定性评定主要通过临床检查特别是影像学检查结果来确定。脊柱伤病在应用手术内固定或可靠的外固定重建脊柱稳定性后应尽早开展相应的康复训练。

三、脊柱术后康复目标

利于损伤脊柱和相关组织良好愈合,促进损伤脊柱和相关组织功能恢复,预防局部与全身并发症,日常生活动作尽早自理及返回工作岗位。

四、脊柱术后康复原则

1.手术治疗与康复训练相结合,辅助药物治疗

根据脊柱外科的治疗原则,应确立先神经后脊柱的考虑顺序,优先关注有无脊髓和神经根受损的表现。无手术指征的轻症患者,应考虑在卧床、制动等传统治疗的基础上开展适度的康复训练。如果患者有明确的神经损伤,而 MRI 等影像学检查与临床查体结果相一致,可能需要手术治疗,术后仍应继续康复训练。合理应用药物治疗,特别是控制疼痛、缓解肌肉痉挛,有助于开展康复训练及提高康复治疗的效果。

2.主动与被动康复训练相结合,鼓励以主动训练为主

康复治疗中可应用各种理疗(热疗、电疗等)、按摩及在治疗师协助下被动运动等疗法。主动运动包括主动 ROM 训练、肌力增强训练、耐力训练、平衡板训练及徒手体操、物理康复球训练、悬吊运动训练、器械练习、有氧运动等是更重要的训练方法。训练强调分阶段渐进式进行,早期通过小负荷、低强度的训练以改善和保持中枢神经系统对躯干肌肉尤其是局部稳定肌的运动控制功能,中后期通过渐进抗阻力训练改善和保持躯干肌肉的力量、耐力等。

3.早期康复与中后期康复衔接,重视早期康复

脊柱伤病在进行必要的手术治疗后,术后应注重早期康复治疗,包括围手术期康复(包括理疗及运动疗法等)。各种坚强的脊柱内固定系统的临床应用使得早期康复成为可能。早期康复的概念是在临床治疗(包括手术)的同时开展康复治疗,而不是在治疗结束后的恢复期或伤病愈合后才开始进行康复。原则上常规康复治疗应在脊柱稳定性重建后(包括可靠的内外固定术后)进行。在应用内固定术或外固定术(如颈椎损伤用围领或 Halo)重建脊柱稳定性后,早期分阶段渐进式进行康复训练,以缩短卧床时间,避免因长期卧床而引起的各种并发症,并促进躯体及各器官功能康复。

4.心理治疗不可忽视

脊柱伤病和手术不仅给患者的身体带来困扰,影响患者的生活工作,而且会给患者心理造成较大负担,影响术后疗效。因此,耐心细致地心理引导,使患者积极主动地配合治疗,可以使疗效更加巩固和持久,是必要的措施。

五、各节段脊柱术后康复方法

康复治疗方案应依据每位患者具体病情、全身状况、手术方式及手术治疗效果

进行必要调整。定期评估,根据实际情况调整康复目标和实施计划。

1.上颈椎手术后

由于术后组织愈合和植骨融合需要一定的时间,因此术后一般应用费城围领做必要的制动,以利于早期进行康复治疗。康复训练过程中,避免加重颈椎不稳定。同时注意患者临床症状和体征特别是神经功能的改变,必要时进行影像学检查并做相应处理。

2.下颈椎手术后

颈部运动功能的明显受限影响患者头部运动,这使得位于头部的主要感官功能作用受到限制。尤其对下颈椎损伤而致四肢瘫患者,其与颈部运动相关的主要运动肌功能多保留完好,因此注意颈部运动功能的康复对提高四肢瘫患者的生活质量有重要意义。对于颈椎病患者,术后以循序渐进的颈肌主动抗阻、等长收缩训练为主要内容,开始时应以患者不出现明显疼痛或可耐受的轻度疼痛为用力标准,每日训练的频次和每次所作动作的次数渐进式增加。训练时脊柱应保持轴位,早期避免颈部旋转运动。脊髓型颈椎病患者应同时进行下肢肢体功能训练,促进神经功能恢复。

3.胸椎手术后

胸椎具有一定的稳定性,但由于胸椎后凸的存在及人体的重心位于胸椎的前方,使得胸椎手术节段成为前屈力矩应力的集中点,以致存在脊柱的慢性不稳定可能。因此在康复治疗中应注意背伸肌的训练或佩带过伸性支具。胸椎损伤手术治疗的患者可能合并肋骨骨折和血气胸等多发伤,因此手术和康复治疗计划应在多发伤得到适当处理的基础上进行。

4.胸腰段及腰椎手术后

由于该节段活动度及负荷大,除卧位训练外.训练中应选择佩带相应的支具。一般胸腰段损伤早期需佩带胸腰骶支具,后期可改用后伸 Jewett 支具。下腰段损伤早期需佩带腰骶支具,后期可改用腰围。胸腰段及腰椎手术患者上肢功能良好,腰背肌及腹肌多保留一定的肌力,在康复过程中应强化上肢、腰背肌及腹肌功能训练。

5.腰椎间盘突出症手术后

早期康复治疗(轴向翻身、上下肢主动运动训练、直腿抬高训练、腰伸肌等长收缩训练等)可减轻手术局部水肿,改进肌肉功能状态和强度,增加或恢复腰椎和神经根的牵张、松弛和移动,避免局部组织在修复过程中的粘连。术后 2 周行腰背肌功能锻炼,3 周行腹肌等长收缩训练,可促进腰椎生物力学平衡恢复。

6.脊柱侧弯手术后

该手术范围广,组织创伤大,在不影响内固定器械功效的基础上,进行术后康复治疗,通常需要佩戴支具,早期主动进行背肌、腹肌等长收缩训练,同时注意上下肢和呼吸功能训练。

六、康复治疗注意事项

1.符合脊柱生物力学的基本原则

康复训练手段和支具的应用应符合脊柱生物力学的基本原则,并基于对患者机体的全面评估,避免意外事件和医源性损伤的发生,预防和及时处理康复训练过程中出现的各种急症。

2.发挥护士在康复教育中的作用

教育是康复的关键,护士在康复教育中起重要作用。教育的对象包括患者及其与患者生活在一起的家属,让他们了解病情、手术和康复目的,学会在院期间的康复训练方法,返回家庭后进行适合自身情况的主动康复训练,提倡主动参与并理解全面康复理念。

3.慢性疼痛处理

严重的慢性颈痛和腰痛患者常考虑进行融合手术。然而,无四肢症状的慢性脊柱疼痛在行融合手术前应考虑其他方法。替代方法包括认知-行为疗法、多学科疼痛处理或介入治疗,这些方法也适用于腰椎术后综合征。

第五节　软组织慢性损伤的康复

一、躯干部肌肉筋膜炎

(一)概述

肌肉筋膜炎是肌肉和筋膜的无菌性炎症反应,当机体受寒、疲劳、外伤或反复劳损时,可以诱发肌肉筋膜炎。颈肩部肌肉筋膜炎和腰背肌筋膜炎较常见。主要临床表现为受累部位反复的慢性疼痛、肌肉酸软无力等。

(二)康复评定

1.视觉模拟评分(VAS)

对患者的疼痛症状进行评定,并可以进行治疗前后的比较,以判断治疗效果。

2.红外热成像

存在肌肉筋膜炎的部位因炎症致代谢增加,皮肤温度相应增高。

(三)康复治疗

1.休息

患有肌肉筋膜炎的患者经休息后症状多可得到缓解,在休息时要特别注意避免受累部位出现反复劳损的动作。

2.按摩手法治疗

出现肌肉筋膜结节或"索条"的部位经按摩治疗可缓解。

3.物理因子治疗

多种物理因子治疗均对肌肉筋膜炎有效,包括低中频电疗、高频电疗、激光治疗、超声波治疗等,选择时应注意患者是否存在这些疗法的禁忌证。

4.药物治疗

可以口服或局部外用消炎止痛药物及肌肉松弛药物,如非甾体抗炎药(NSAIDs)。也可以局部外用含有活血化瘀成分的中药。

5.封闭治疗

对于痛点局限、固定的患者可以使用皮质类固醇激素进行局部封闭治疗。

6.健康教育

教育患者日常生活中应以预防保护为主,避免使肌肉长期处于紧张状态或反复劳损的姿势,以预防复发。

二、髌腱炎

(一)概述

髌腱炎由运动过量或运动不当引起,又称髌腱末端病。其主要表现为蹲、跳时疼痛,查体可及髌下深压痛,超声检查或核磁共振检查有助于诊断。

(二)康复评定

1.视觉模拟评分(VAS)

对患者的疼痛症状进行评定,并可以进行治疗前后的比较,以判断治疗效果。

2.关节活动度评定

膝关节活动度包括屈曲和伸展的评定。

3.肌力评定

包括引起膝关节屈曲和伸展动作肌群的肌力评定。这些肌群包括股四头肌、股二头肌等。

4.影像学检查

超声检查或核磁共振检查除了有助于明确诊断外,还可以用于确定病变范围。

(三)康复治疗

1.运动疗法

(1)直抬腿练习:锻炼股四头肌,5~10 次/组,2~3 组/日。

(2)静蹲练习:每次 2min,休息 5s,5~10 次/组,2~3 组/日。但应该注意避开引起膝关节疼痛的角度。

2.物理因子治疗

多种物理因子治疗均对髌腱炎有效,多选用超声波、冲击波及激光治疗。

3.药物治疗

口服或局部外用消炎止痛药物,如非甾体抗炎药(NSAIDs)及肌肉松弛药物。也可以选用中药局部外用。

4.封闭治疗

可使用皮质类固醇激素进行封闭治疗,缓解疼痛症状。但应该注意激素注射可能增加髌腱脆性,有潜在的引起髌腱撕裂的可能,注射次数不能太多。

三、跟腱炎

(一)概述

跟腱炎由跟腱及周围的腱膜在行走、跑跳等剧烈运动时受损引起,又称跟腱末端病。跟腱受累部分纤维撕裂、充血、水肿、纤维变性,甚至出现钙化。主要临床表现为局部疼痛、肿胀,踝关节背屈疼痛加重。

(二)康复评定

1.视觉模拟评分(VAS)

对患者的疼痛症状进行评定,进行治疗前后的比较,以判断治疗效果。

2.关节活动度评定

踝关节活动度包括跖屈、背屈和内翻、外翻,评定时应包括主动、被动关节活动度的评定。

3.肌力评定

包括引起踝关节跖屈、背屈和内翻、外翻动作肌群的肌力评定。包括胫前肌、小腿三头肌、腓骨长短肌和胫后肌。

4.影像学检查

超声检查或核磁共振检查除了有助于确定诊断外,还可以用于确定病变范围。

（三）康复治疗

1.运动疗法

（1）抗阻"绷足"：抗橡皮筋阻力完成"绷足"动作，30 次/组，组间休息 30s，4～6 组连续，2～3 次/日。在膝关节伸直的情况下锻炼腓肠肌，在膝关节略弯曲的情况下锻炼比目鱼肌。

（2）提踵练习：疼痛缓解期，用脚尖站立，每次 2min，休息 5s，10 次/组，2～3 组/日，逐渐由双脚提踵过渡到单脚提踵。

2.物理因子治疗

多种物理因子治疗均对跟腱炎有效，多选用超声波、冲击波及激光治疗。选择时应注意患者是否存在这些疗法的禁忌证。

3.支具治疗

使用支撑垫可以将踝关节抬高，以减少对跟腱的牵伸。还可在夜间睡眠时使用夹板，使跟腱保持在中立位。

4.药物治疗

口服或局部外用消炎止痛药物，如非甾体抗炎药（NSAIDs）及肌肉松弛药物。也可以选用中药局部外用。

5.封闭治疗

可使用皮质类固醇激素进行封闭治疗，缓解疼痛症状。但应该注意反复激素注射可能增加跟腱脆性，有潜在的引起跟腱撕裂的可能。所以注射次数不能太多。

参考文献

[1]邱贵兴.骨科学高级教程[M].北京:中华医学电子音像出版社,2016.

[2]田伟.实用骨科学[M].2版.北京:人民卫生出版社,2016.

[3]陈安民,田伟.骨科学[M].2版.北京:人民卫生出版社,2014.

[4]杨述华.骨科学教程[M].北京:人民卫生出版社,2014.

[5]侯树勋.骨科学[M].北京:人民卫生出版社,2015.

[6]裴国献.显微骨科学[M].北京:人民卫生出版社,2016.

[7]李增春,陈峥嵘,严力生,等.现代骨科学创伤骨科卷[M].2版.北京:科学出版社,2014.

[8]秦岭.骨内科学[M].北京:人民卫生出版社,2013.

[9]姜虹.骨外科学高级医师进阶系列[M].北京:中国协和医科大学出版社,2017.

[10]田伟,王满宜.骨折[M].2版.北京:人民卫生出版社,2013.

[11]侯树勋,邱贵兴.中华骨科学·骨科总论卷[M].北京:人民卫生出版社,2017.

[12]尹庆水.临床数字骨科学·创新理论体系与临床应用[M].北京:人民军医出版社,2011.

[13]陈德玉,袁文,邱勇,等.现代骨科学·脊柱外科卷(下)[M].2版.北京:科学出版社,2014.

[14]赵杰,倪斌,叶晓健,等.现代骨科学·脊柱外科卷(上)[M].2版.北京:科学出版社,2014.

[15]陈仲强,刘忠军,党耕町.脊柱外科学[M].北京:人民卫生出版社,2013.

[16]王茂斌.康复医学科诊疗常规[M].北京:中国医药科技出版社,2012.

[17]刘尚礼,戎利民.脊柱微创外科学[M].2版.北京:人民卫生出版社,2017.

[18]唐佩福.解放军总医院创伤骨科手术学[M].北京:人民军医出版社,2014.

[19]王坤正.关节外科教程[M].北京:人民卫生出版社,2014.

[20]付中国,张殿英.肱骨近端骨折的外科治疗[M].北京:北京大学医学出版社,2014.